AF299299

LA
PHOTOTHÉRAPIE

PAR

N. R. FINSEN

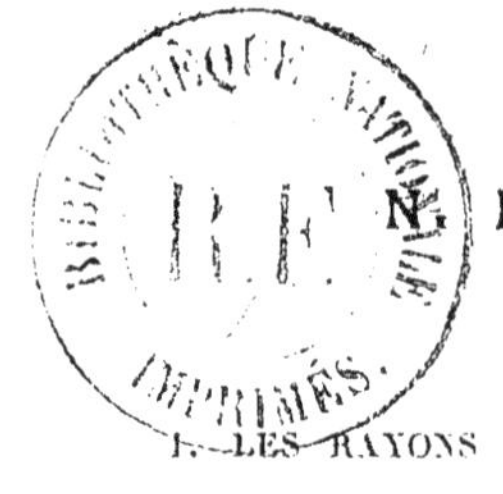

I. LES RAYONS CHIMIQUES ET LA VARIOLE

II. LA LUMIÈRE COMME AGENT D'EXCITABILITÉ — III. TRAITEMENT

DU LUPUS VULGAIRE PAR LES RAYONS CHIMIQUES CONCENTRÉS

—

Publication
du *Finsen's medicinske Lysinstitut* de Copenhague

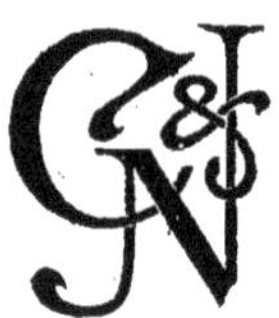

PARIS

GEORGES CARRÉ ET C. NAUD, ÉDITEURS

3, RUE RACINE, 3

—

1899

LA
PHOTOTHÉRAPIE

LA
PHOTOTHÉRAPIE

PAR

N. R. FINSEN

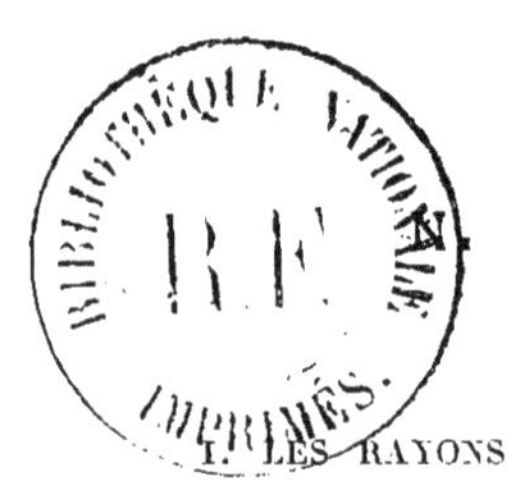

I. LES RAYONS CHIMIQUES ET LA VARIOLE

II. LA LUMIÈRE COMME AGENT D'EXCITABILITÉ — III. TRAITEMENT

DU LUPUS VULGAIRE PAR LES RAYONS CHIMIQUES CONCENTRÉS

—

Publication

du *Finsen's medicinske Lysinstitut* de Copenhague

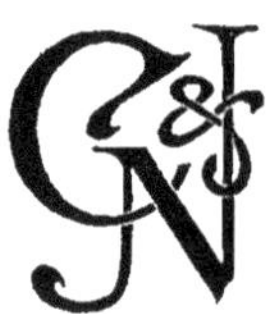

PARIS

GEORGES CARRÉ ET C. NAUD, ÉDITEURS

3, RUE RACINE, 3

—

1899

PRÉFACE

En réunissant les trois mémoires qui suivent, j'ai voulu essayer d'attirer l'attention des observateurs sur l'importance médicale et biologique de la lumière, et surtout des rayons chimiques. Ces mémoires ont été publiés successivement, le premier dans la *Semaine médicale* du 3o juin 1894, sous le titre « *Les rayons chimiques et la variole* »; le deuxième « *La lumière comme agent d'excitabilité* », dans le *Hospitals-tidende,* Copenhague, n° 8, 1895 (en danois : *Lyset som Incitament*), et le troisième dans la *Semaine médicale,* 21 décembre 1897 « *Traitement du lupus vulgaire par les rayons chimiques concentrés* ».

Comme, pour différentes raisons, je n'ai pu les rédiger à nouveau, leur forme n'a pas changé, à l'exception de quelques corrections et de remarques supplémentaires; je prie donc le lecteur de vouloir bien excuser leur rédaction courante. Le dernier article surtout n'est qu'un abrégé très serré : pour des renseignements ultérieurs, je me permets de renvoyer à ce que j'ai déjà publié sur ce sujet, à ce que je ferai paraître sous peu et à ce que mon ami et collaborateur, M. le Dr S. Bang, a communiqué au IVe Congrès de la tuberculose à Paris, 1898.

Aux articles des post-scriptum ont été ajoutés ; de plus, on trouvera ici quelques nouvelles gravures.

En Danemark, ces recherches ont été suivies depuis longtemps avec beaucoup d'intérêt. Un institut public, subventionné par l'État, a été établi avec ce programme : « *Faire et soutenir des recherches scientifiques concernant l'action de la lumière sur les organismes vivants, principalement pour en appliquer les résultats au service de la médecine pratique* ». L'Institut, fondé en avril 1896, en grande partie par les donations généreuses de M. G. A. Hagemann, et de M. Vilh. Jörgensen, contient des laboratoires et une clinique pour des expériences de photothérapie, appliquée surtout au traitement, par la lumière concentrée, du lupus et d'autres maladies cutanées.

Copenhague, Septembre 1898.

NIELS R. FINSEN.

LA PHOTOTHÉRAPIE

LES RAYONS CHIMIQUES & LA VARIOLE

(1894)

Au mois de juillet 1893, j'ai proposé un nouveau traitement de la variole (1), qui consiste à placer les malades dans des chambres d'où l'on exclut les rayons chimiques du spectre solaire en interposant sur leur passage des verres rouges ou des étoffes rouges et épaisses. Le résultat de ce traitement est que, d'une manière générale, les vésicules n'entrent pas en suppuration et que les malades guérissent sans aucune cicatrice ou du moins avec des cicatrices rares et extrêmement légères.

Ce traitement de la variole, important au point de vue des résultats qu'il a donnés et remarquable par le nouveau principe thérapeutique qui en forme la base, a

---

(1) N. R. FINSEN. *Hospitalstidende*, 5 juillet 1893.

besoin d'être exposé d'une façon détaillée, tant au point de vue théorique qu'au point de vue clinique. La partie théorique, que je vais aborder dès maintenant, concerne l'influence nocive des rayons chimiques, considérée à un point de vue général. Celle-ci, qui n'a en effet rien de spécial à la variole, tire son origine d'un principe qui trouvera peut-être une application pratique dans d'autres affections exanthématiques ou cutanées. D'autre part, cette étude préalable nous permettra de mieux nous rendre compte des effets thérapeutiques obtenus par l'emploi de la méthode que je préconise.

I

En laissant de côté les effets de la lumière sur les plantes et sur l'organe de la vue, il faut avouer que notre connaissance de l'action physiologique de la lumière et de son influence bonne ou mauvaise est bien limitée. Si je cherche maintenant à étudier une des propriétés des rayons chimiques, à savoir leur influence nuisible sur l'organisme animal, ce n'est pas parce que je regarde cette propriété comme nettement isolée, mais parce qu'elle constitue la base même de notre sujet.

Les rayons dits chimiques, essentiellement placés, comme on sait, dans la partie bleue, violette et surtout ultra-violette du spectre, sont les rayons lumineux les plus réfrangibles ; ici, l'effet chimique est au maximum, l'effet calorifique au minimum.

L'autre extrémité du spectre présente le phénomène contraire : là, les rayons rouges et ultra-rouges sont les moins réfrangibles, et l'effet chimique est au minimum.

Ces deux sortes de rayons, les rouges et les violets, paraissent aussi produire des effets physiologiques bien distincts. Il semble que les violets aient une influence plus intense ; au moins leur effet est-il plus évident. Si l'on réunit un certain nombre d'observations relatives à l'influence de la lumière monochromatique sur les différents organismes et qu'on les apprécie dans leur ensemble, on verra que ces derniers semblent tous subir fortement cette influence. Si les rayons chimiques sont suffisamment intenses, l'action devient franchement nocive.

Tout le monde sait que la lumière produit un effet nuisible ou mortel sur les bactéries, au moins sur le plus grand nombre d'entre elles. Duclaux (1), qui a fait une série d'expériences sur ces phénomènes, dit que la lumière solaire est l'agent d'assainissement à la fois le plus universel, le plus économique et le plus actif auquel puisse avoir recours l'hygiène privée ou publique. D'après les expériences de Downes et Blunt (2)

---

(1) DUCLAUX. *Comptes rendus de la Soc. de biol.*, 1885, p. 395 et *Semaine médicale*, 1885, p. 22.

(2) DOWNES et BLUNT. *Proceed. of the Roy. Society of London.* XXVIII, 1878, p. 199.

sur l'influence de la lumière monochromatique, cet effet est dû, sinon exclusivement, du moins en très grande partie, aux rayons chimiques. Des expériences sur le *bacillus anthracis* ont démontré à Arloing (1) que ce microorganisme prospère mieux dans l'obscurité et dans les rayons peu réfrangibles que dans les rayons plus réfrangibles. Geisler (2) est arrivé au même résultat en expérimentant sur le bacille du typhus. Parmi le grand nombre d'observateurs qui se sont occupés de ce sujet, je citerai encore d'Arsonval et Charrin (3). Dans leurs recherches sur le bacille pyocyanique, ils ont démontré que ce sont exclusivement les rayons chimiques qui influent nocivement sur ce bacille et que la différence d'action entre la partie chimique et la partie calorifique est aussi profonde que possible.

Graber (4), en instituant des expériences relatives à l'action de la lumière sur le ver de terre, a vu que cet annélide est un animal photophobe, qui rampe toujours vers les endroits les plus sombres. Pour le lombric, l'action de la lumière rouge équivaut à l'obscurité, tan-

---

(1) ARLOING. Influence de la lumière sur la végétation et les propriétés pathogènes du *bacillus anthracis*. *Semaine médicale*, 1885, p. 46, 293 et 309.

(2) GEISLER. Sur l'action de la lumière sur les bactéries. *Arch. de méd. expérim. et d'anat. pathol.*, novembre 1891, p. 800.

(3) D'ARSONVAL et CHARRIN. Influence des agents atmosphériques, en particulier de la lumière et du froid, sur le bacille pyocyanique. *Semaine médicale*, 1894, p. 26.

(4) GRABER, cité par BOUBNOFF. *Arch. f. Hyg.*, X, p. 339.

dis que les rayons violets et surtout les ultra-violets lui font l'effet de la lumière ordinaire.

Les vers entiers, comme les vers décapités, ont présenté les mêmes phénomènes.

Dubois (1) a fait des expériences analogues avec le protée *(proteus)*, animal qui se plaît particulièrement dans les ténèbres. En mesurant le temps qui s'écoulait avant que ce batracien réagît vis-à-vis des différents rayons lumineux, il trouva que l'échelle d'après laquelle le bien-être de cet animal paraissait décroître, depuis l'obscurité agréable pour lui jusqu'à la lumière désagréable, était la suivante : obscurité, lumière rouge, jaune, verte, violette, bleue, blanche.

Le caméléon présente aussi des phénomènes bien intéressants. On sait qu'il change de couleur à la lumière, ce qui, selon Brücke (2), provient du changement de place des cellules pigmentaires de la peau, appelées *chromatophores*. A la lumière, celles-ci restent à la surface du tégument; dans l'obscurité, elles se placent plus bas. Une transition lente de l'obscurité à la clarté produit ainsi toute une échelle de colorations chez cet animal, qui devient successivement blanchâtre, gris vert, puis taché de noir, ensuite brun et noirâtre ; en d'autres termes, ce reptile possède des cellules pig-

---

(1) Dubois. *Comptes rendus de la Soc. de biol.*, 1890, p. 360.
(2) Bruecke. *Sitzungsber. d. Wien. Acad.*, 1851, II, p. 802.

mentaires mobiles qu'il déplace lorsqu'il veut se garantir contre une impression désagréable de la lumière.

Paul Bert a trouvé, et Hoppe-Seyler (1) l'a confirmé, que la lumière rouge et la jaune n'ont aucune influence sur les chromatophores, tandis que les rayons bleus et violets produisent une forte réaction. Paul Bert (2) a observé en outre qu'en éclairant la moitié du corps d'un caméléon à travers un verre rouge, et l'autre moitié à travers un verre bleu, la couleur de l'animal devient presque instantanément noirâtre sous le verre bleu, tandis qu'elle reste longtemps blanchâtre sous le verre rouge. .

Les chevaux et les bêtes à cornes sont, de même que l'homme, sujets à l'érythème solaire. Cet érythème se borne alors, comme plusieurs vétérinaires me l'ont signalé, presque exclusivement aux parties non pigmentées de la peau. Les rayons ultra-violets en sont surtout la cause; je reviendrai sur ce sujet plus loin. Wedding (3) parle, du reste, d'une observation très intéressante dont Virchow a confirmé la justesse. Il dit avoir constaté que les bovidés et les moutons nourris avec du sarrazin étaient sujets à des éruptions cutanées

---

(1) Hoppe-Seyler. Physiologische Chemie. 1881, p. 25.
(2) Paul Bert. *Revue scient.*, 1878, p. 987.
(3) Wedding. *Verhandl. der Berl. Gesellsch. für Anthropologie*, 1887, p. 57.

vésiculeuses ; néanmoins, tous les animaux n'en devenaient pas malades ; les lésions étaient d'autant plus accentuées que l'animal était plus blanc et qu'on l'exposait davantage à la lumière diffuse et à la lumière directe du soleil. Les bêtes gardées dans l'obscurité ne présentèrent aucune éruption. Une vache blanche qu'on avait enduite de goudron sur l'un des côtés du corps n'eut d'exanthème que sur l'autre côté ; de même, les animaux à robe de coloration variées ne furent touchés qu'au niveau des parties claires de leurs téguments (1).

Pour ce qui concerne l'espèce humaine, cette influence nocive des rayons chimiques se manifeste surtout sous cette forme d'éruption qu'on appelle érythème solaire ou eczéma solaire. On croyait autrefois que c'étaient surtout les rayons calorifiques du soleil qui causaient cette maladie, les termes d'*erythema* ou *eczema caloricum* sembleraient aussi le démontrer. De même, la pigmentation était due aux rayons calorifiques du soleil, ainsi qu'à la température et au grand air.

---

(1) Une observation faite sur les veaux servant à la fabrication du vaccin animal est surtout intéressante. On a vu que les pustules de vaccine ne se développent pas bien sur les veaux à robe sombre, et l'on préfère en conséquence, pour cet usage, les veaux à robe claire. M. Livius Furst, *Der gegenwärtige Stand der animalen Vaccination. Volkmann : Sammlung klinischer Vorträge*, n° 3o, 1891, p. 332, note ce fait — sans chercher à l'expliquer — comme acquis par la pratique. L'observation était connue avant que j'eusse attiré l'attention sur l'influence de la lumière sur la variole.

Mais on sait à présent d'une manière absolue — les expériences de Unna (1), à Hambourg, de Widmark (2), à Stockholm, et de Hammer (3) à Stuttgard, l'ont démontré — que ce sont exclusivement les rayons chimiques du spectre, surtout les ultra-violets, qui agissent pour produire soit la pigmentation (4), soit l'eczéma solaire. Ici, ce n'est point la chaleur qui exerce une influence, ainsi qu'il résulte nettement des remarques de Widmark sur les explorateurs du pôle nord, et de celles de Hammer sur les touristes des glaciers. Même à une température au-dessous de zéro, ces voyageurs peuvent souffrir beaucoup de l'érythème causé par la forte réverbération solaire des champs de glace.

C'est Charcot (5) qui le premier, en 1859, a émis l'opinion que ce sont les rayons chimiques et non les rayons calorifiques qui agissent dans ces cas, et que la dermatite causée par une forte lumière électrique est identique à l'érythème solaire. Mais ce n'est qu'en 1889 que Widmark en a donné la preuve scientifique.

---

(1) Unna. Ueber das Pigment der menschlichen Haut. *Monatsh. f. Dermatol.*, 1885, p. 285.

(2) Widmark. Ueber den Einfluss des Lichtes auf die Haut. *Hygiea*, III.

(3) Hammer. Ueber den Einfluss des Lichtes auf die Haut. Stuttgart, 1891.

(4) Bien entendu, je parle ici seulement de la pigmentation physiologique des parties cutanées exposées à la lumière.

(5) Charcot. *Comptes rendus de la Soc. de biol.*, 1859, p. 63.

Ces deux effets des rayons chimiques sur la peau, l'érythème étant considéré comme la forme aiguë et la pigmentation comme la forme chronique de la manifestation cutanée, sont si intimement liés qu'il semblerait qu'on ne dût pas les décrire séparément. Je le crois cependant nécessaire ici, afin de rendre l'étude d'ensemble plus facile.

On peut regarder la pigmentation comme un processus utile en tant que les matières colorantes empêchent les rayons lumineux de pénétrer profondément et protègent ainsi la peau contre leur action inflammatoire. Cette manière de concevoir le rôle de la pigmentation est celle que Unna, autant que je sache, a le premier exposé en 1885. Mais sans connaître ses opinions, j'avais cependant conçu la même idée, à laquelle j'étais arrivé en cherchant à me rendre compte des causes qui produisent la coloration des téguments chez les nègres (1)?

---

(1) W_AITZ_, *Anthropologie der Naturvölker*, 1877, p. 39-40, dit qu'on a émis deux hypothèses pour expliquer la coloration de la peau chez les nègres : l'une se base sur l'oxydation incomplète causée par la chaleur, dont la conséquence serait un emmagasinement de carbone dans la peau ; l'autre y voit l'effet du régime végétarien, c'est-à-dire de la nourriture très carbonée qui fait le fond de l'alimentation des nègres.

Darwin effleure cette question lorsqu'il dit : « Différents phénomènes montrent que la couleur de la peau et des poils est quelquefois en corrélation étonnante avec une insensibilité complète contre les effets de certains poisons végétaux et contre les attaques de certains parasites. J'ai donc eu l'idée que la couleur noire des nègres et d'autres races noires provient de ce que les individus noirs n'ont point été attaqués par les miasmes mortels de leur patrie à travers une longue série de générations. »

Pour prouver l'exactitude de cette hypothèses, je fis pendant l'été de 1892 des expériences sur mon avant-bras, qui n'est nullement pigmenté et que je tiens ordinairement couvert. Afin d'imiter la couleur de la peau des nègres, je traçai à l'encre de Chine, sur mon avant-bras, une bandelette d'environ deux pouces de large, puis je l'exposai à l'action d'un soleil très chaud pendant trois heures environ. J'enlevai ensuite la couleur noire, et la peau se montra au-dessous parfaitement blanche et normale, tandis que de chaque côté elle était rouge. Après quelques heures, un érythème bien caractérisé se développa, accompagné d'endolorissement et d'un léger gonflement. La délimitation entre les parties atteintes de la peau et les parties normales était extrêmement nette et montrait les mêmes petites inégalités qui existaient sur les bords de la bandelette noire. L'érythème dura quelques jours, ensuite la peau présenta une pigmentation assez forte; du reste, elle était normale. J'exposai encore une fois le même bras au soleil, mais cette fois sans l'avoir noirci. Le résultat fut absolument contraire : la zone blanche devint le siège de l'érythème, tandis que les parties latérales n'avaient pas changé en apparence; peut-être devinrent-elles un peu plus pigmentées.

Dans la vie courante, nous rencontrons d'ailleurs beaucoup d'exemples de la justesse de cette hypothèse. Les canotiers qui, au commencement de la saison, viennent de faire une longue excursion les bras nus, sont souvent attaqués de forts érythèmes solaires sur leurs bras non habitués à la lumière, tandis que leurs mains pigmentées, qui ont cependant été exposées à la même influence, ne réagissent pas. A la suite d'un semblable érythème, le bras se pigmente à son tour et supporte bien l'action des rayons solaires.

La couleur des peuples et des races s'explique ainsi facilement : plus nous nous approchons de l'équateur, plus la coloration de la peau devient foncée, et plus nous nous en éloignons, plus elle devient claire. Les couleurs rouge et jaune des Indiens et des Mongols présentent ce caractère pratique, qu'elles absorbent toutes les deux les rayons chimiques ; mais la couleur noire absorbe encore plus de rayons lumineux. Il va sans dire qu'il y a des exceptions et, bien entendu, la disposition héréditaire transmise de génération en génération joue un rôle important ; mais, d'une manière générale, un Européen qui habite les pays tropicaux voit sa peau prendre une coloration plus foncée, tandis que la coloration noire de la peau des nègres venus en Europe s'atténue à un degré assez sensible.

Dans le règne animal, le pigment semble jouer un rôle analogue. Comme je l'ai dit plus haut, il est bien connu que l'érythème solaire atteint les bêtes à cornes et les chevaux à robe tachetée presque exclusivement au niveau des parties claires, tandis que les foncées n'y sont pas sujettes.

Sans refuser à d'autres causes la part qui leur revient, je me permettrai d'attirer l'attention sur un phénomène existant chez presque tous les animaux, à savoir : que la surface la plus exposée aux rayons solaires, le dos, est d'habitude plus fortement coloré — donc mieux protégée — que la surface du ventre. On en trouve des exemples un peu partout : chez les animaux à fourrures, les baleines, les reptiles, les oiseaux, les poissons, etc. La plie présente des phénomènes assez intéressants. On sait qu'elle n'est pas pigmentée au niveau du dos, mais sur le côté supérieur, c'est-à-dire sur le côté tourné vers le soleil. On sait de plus que sa couleur n'est liée à aucun côté fixe. En effet, les plies « renversées » sont également colorées sur le côté de la lumière. Pour comprendre ceci, il faut se rappeler que l'eau absorbe à un haut degré les rayons rouges et ultra-rouges et laisse passer librement les ultra-violets.

Chez beaucoup d'animaux polaires, la pigmentation semble être en corrélation avec la lumière. Là, il existe un rapport entre les couleurs noires de l'été si riche en lumière, et les couleurs blanches de l'hiver si sombre.

Ces phénomènes du règne animal ne sont pas autre chose que ce que nous voyons aussi chez l'homme, mais à un degré moindre. La partie de notre peau exposée à la lumière est ordinairement plus pigmentée que le reste, et encore l'est-elle plus en été qu'en hiver.

Dans le règne végétal, on observe de même des phénomènes assez analogues. Trop de lumière nuit aux plantes ; c'est pourquoi la nature les protège de différentes manières contre un soleil trop ardent. Dans les cellules épidermiques des plantes, une matière colorante se dépose à cet effet, ainsi que nous l'observons dans les hêtres, les betteraves rouges (1), et dans un grand nombre de jeunes pousses délicates. On sait aussi que chez la même plante les feuilles le plus exposées à la lumière deviennent rouges, tandis que celles qui croissent à l'ombre sont toutes vertes (2).

Les effets aigus des rayons chimiques sur la peau humaine se manifestent à tous les degrés, depuis une faible irritation et une légère rougeur jusqu'à une inflammation suivie de desquamation épidermique. Le degré de la lésion dépend de l'intensité de la lumière et de sa teneur en rayons chimiques ; quant à l'éclairage artificiel, les lampes ordinaires produisent proportionnellement moins, et la lumière électrique plus de rayons chimiques que le soleil. Il dépend aussi de la durée de l'exposition à la lumière et de la pigmentation cutanée plus ou moins forte, peut-être aussi de l'épaisseur de l'épiderme, car nous voyons que la paume de la main et la plante du pied chez les nègres sont blanches ; on sait que l'épiderme est plus épais en cet endroit. Il est juste de faire remarquer que ces deux régions sont peu exposées aux

---

(1) JOHANNSEN. Lacrebog i Plantefysiologi, p. 311.
(2) HOPPE-SEYLER. *Loc. cit.*, p. 24.

rayons lumineux ; la paume de la main y est cependant plus accessible que le creux de l'aisselle, par exemple. D'ailleurs, cette inflammation a cela de particulier à toute autre de la même durée, qu'elle laisse une pigmentation de la peau. De plus, elle se distingue d'une inflammation causée par la chaleur en ce qu'elle ne se développe pas sur-le-champ, mais seulement après un certain temps, et en ce qu'elle n'arrive à son plus haut degré qu'au bout d'une demi-journée ou d'une journée entière après l'action de la lumière. Enfin, elle se développe exclusivement sur les parties directement exposées aux rayons lumineux, tandis que les rayons calorifiques peuvent aussi agir à travers les vêtements.

Cette forme aiguë de l'effet des rayons chimiques se rencontre naturellement plus souvent chez les individus dont la peau est peu pigmentée (les blonds) que chez les autres. Les albinos en souffrent surtout.

C'est au printemps que la peau est le plus facilement affectée, non parce qu'il y a plus de rayons chimiques en cette saison, mais parce que l'épiderme et le pigment qu'il contient se sont affaiblis, usés pendant l'hiver (1).

Il va de soi que les parties les plus exposées à la lumière verticale, par exemple le dos du nez et les

---

(1) Je fais ici allusion aux phénomènes observés dans les pays du Nord (le Danemark).

joues, sont aussi celles qui réagissent le plus. Les touristes des glaciers sont souvent atteints d'un érythème solaire — comme je l'ai déjà dit — parce que les champs de glace réfléchissent les rayons lumineux et surtout les rayons chimiques. Mais ici, la lumière vient en partie d'en bas : c'est pour cette raison aussi que la peau de la partie inférieure du nez et du menton est surtout affectée.

En été la peau a reçu sa couche protectrice de pigment, et l'inflammation est plus rare. Elle est localisée surtout aux parties intermédiaires entre les régions pigmentées et non pigmentées de la peau, là où l'on voit si souvent une ligne très nette de démarcation.

Les canotiers, comme je l'ai dit plus haut, présentent souvent au printemps de beaux types d'érythème solaire, parce qu'ils rament les bras nus. Après une première excursion un peu longue faite au soleil, leurs bras sont le siège d'une violente inflammation ; le soir ou la nuit suivante, elle atteint la plupart du temps son degré le plus élevé : ainsi, j'ai vu un soir deux canotiers dont les bras étaient devenus rouge foncé et gonflés ; la douleur les obligeait à s'appuyer sans cesse sur la table, dans la crainte du moindre mouvement ; la nuit suivante, la souffrance les empêchait de dormir.

La force considérable avec laquelle peuvent agir les rayons chimiques est nettement démontrée par les expériences remarquables d'un médecin français (1), M. le Dr Defontaine (du Creusot) et du médecin russe Maklakow, relativement aux effets produits par une forte lumière électrique sur la peau et les yeux.

Les recherches de M. Maklakow ont été faites à Kolomna, à trois heures de Moscou, où, dans une grande usine, on soude les métaux par l'électricité. Grâce au procédé employé, il se dégage une lumière si extraordinairement intense et tellement nuisible aux ouvriers qu'ils préfèrent tout autre ouvrage plus pénible et moins payé plutôt que de se soumettre à de telles souffrances, et cela bien qu'ils reçoivent une paye supplémentaire. M. Maklakow (2) y fut appelé pour indiquer un moyen de garantir les ouvriers contre l'action nocive de la lumière et, dans ce but, il se soumit lui-même à l'expérience suivante :

Le 5 décembre 1888, après avoir assisté à deux reprises à une soudure faite à l'arc voltaïque produit par 250 à 500 accumulateurs, il commença par éprouver la sensation d'un picotement de la peau qui augmentait peu à peu ; quelques moments après survint du coryza et du larmoiement. Plus tard, il lui fut impossible d'ouvrir les yeux ; il éprouvait une chaleur brûlante du côté gauche de la figure et du cou, avec

---

(1) Defontaine. Coup de soleil électrique. *Semaine méd.*, 1888, p. 5-6.

(2) Maklakow. *Arch. d'ophtalmol.*, 1889, p. 97, et *Semaine méd.*, 1889, p. 40.

photophobie et agitation. Après un court sommeil, tous les phénomènes s'aggravent. Le soir, la figure est rouge brique et très gonflée; un fort chémosis de la conjonctive bulbaire se déclare. Les souffrances durent toute la nuit, toutes les parties qui avaient été exposées à la lumière s'enflamment. Chose remarquable, la conjonctive des paupières n'était pas du tout tuméfiée, malgré le chémosis bulbaire.

Le lendemain matin, les douleurs oculaires s'atténuent en même temps qu'apparaît une sécrétion conjonctivale muco-purulente. L'inflammation de la peau augmente encore; celle-ci devient œdémateuse; elle est rouge foncé, chaude, sèche, chagrinée et douloureuse au toucher. Le soir du même jour, les symptômes s'atténuent et, pendant la nuit, l'épiderme commence à se détacher. Au bout de quelques jours, la peau s'était desquamée par larges lambeaux, comme après la scarlatine, et il ne restait plus qu'une légère pigmentation des téguments, prédominante au cou.

Je n'ai pas besoin d'ajouter que le rayonnement calorique causé par ces soudures électriques était relativement faible, et l'on voit de suite qu'il est impossible d'attribuer aux effets de la chaleur l'affection dont fut atteint M. Maklakow. Une brûlure est suivie d'une douleur immédiate, tandis que, dans le cas présent, les souffrances ne survinrent qu'au bout de quelques heures; d'ailleurs j'ai précisé plus haut la différence qui existe entre ces deux ordres de lésions. Il en est autrement de l'érythème solaire, car alors on ne voit pas la différence d'une manière aussi nette. Que ce ne soit pas une brûlure, et surtout que ce ne soient pas les rayons calorifiques qui provoquent cet érythème comme on l'a cru autrefois, c'est un point qui n'est pas facile à déterminer. Il ne me semble donc pas inutile de m'arrêter un peu longuement sur les raisons qui permettent de croire que ce ne sont pas les rayons calorifiques, mais les rayons chimiques qui déterminent cette irritation de la peau. M. le P⁰ Widmark (1), de Stockholm, l'a démontré.

Il employait pour ses expériences une lampe à arc électrique d'une force de 1,200 becs Carcel. Pour éliminer les rayons calorifiques, il fit passer les rayons lumineux à travers une couche d'eau suffisamment épaisse, l'eau ayant la faculté d'absorber des rayons calorifiques. En projetant la lumière au travers d'une plaque de verre ordinaire, il réussit à exclure les rayons ultra-violets. Ensuite, il observa l'effet produit sur la peau, les deux sortes de rayons étant exclus alternativement. Voici les principaux résultats qu'il a obtenus :

1° Par l'action de tous les rayons sauf les ultra-violets, la peau ne fut pas influencée ;

2° Par l'action de tous les rayons, sauf les rayons

---

(1) WIDMARK. *Hygiea*, Festband III.

calorifiques, l'inflammation caractéristique se développa.

Ces expériences, accompagnées d'expériences de contrôle probantes, ont démontré *que ce ne sont pas les rayons calorifiques, mais surtout les rayons ultra-violets qui produisent les effets connus de la lumière sur la peau.*

II

Après m'être arrêté aux phénomènes macroscopiques et avoir étudié l'inflammation particulière produite par une irritation particulière, il serait utile de connaître le changement histologique qui se produit, c'est-à-dire de savoir s'il s'agit d'une inflammation ordinaire ou non.

Pour bien comprendre ce fait, j'ai institué, au commencement de l'année 1893, quelques expériences relatives à l'influence des rayons solaires sur les têtards (1).

Peu d'animaux se prêtent bien à ces sortes de recherches sur les inflammations. J'ai choisi le têtard comme répondant le mieux au but que je m'étais proposé. Le corps de l'animal fut enveloppé dans du papier

-----

(1) N. R. FINSEN. Recherches sur l'inflammation provoquée par l'action de la lumière solaire. *Semaine médicale*, 1893, p. 470.

à filtrer mouillé d'eau, puis placé sur le porte-objet. Ensuite, le têtard fut exposé à un soleil ardent et arrosé sans cesse d'eau froide, ce qui me permit, et de le conserver vivant et d'exclure l'influence des rayons calorifiques. Après dix à quinze minutes, des changements commencèrent à se produire. Dans les capillaires qui s'étaient distendus, la circulation se ralentit, finit par s'arrêter entièrement, et peu à peu on aperçut un grand nombre de leucocytes et quelques globules rouges qui avaient fait issue hors des capillaires : il s'agit bien là, comme on le voit, d'une inflammation commune. J'ai aussi observé que les corpuscules rouges ont changé de forme sous cette même influence : ils sont devenus plus comprimés et plus ronds ; en d'autres termes, ils se sont contractés.

On sait, d'ailleurs, que les rayons lumineux peuvent produire un effet de contraction sur le protoplasme vivant. Auerbach (1) a vu que la lumière du jour, surtout les rayons solaires directs, possèdent une influence énergiquement contractante sur le protoplasma de l'œuf de la grenouille. Engelmann (2) dit que le *Pelomyxa palustris* (espèce d'amibe) se contracte fortement sous l'action d'une lumière subite, mais qu'il continue à ramper vite sous l'influence d'une obscurité soudaine.

----

(1) Auerbach. *Centr. Bl. f. d. med. Wissenschaft*, 1870, p. 357.
(2) Engelmann. *Pflüger's Archiv.*, XIX, p. 1.

De plus, le même auteur (1) a démontré que les prolongements centraux des cônes de la rétine se raccourcis-
sent à la lumière et s'allongent dans l'obscurité.

A ma connaissance, cette variété d'inflammation n'a
pas encore été l'objet de recherches microscopiques, et
Hammer (2) est, je crois, le seul qui ait étudié ce phénomène au point de vue théorique. Il ne croit pas à
l'action directe de la lumière sur les capillaires du sang,
et suppose que certains éléments nerveux de la peau,
en rapport avec les cellules pigmentaires, sont mis en
mouvement par les rayons ultra-violets, ce qui mène
secondairement à des états paralytiques, à l'hyperémie,
à l'inflammation et à la pigmentation.

Que la lumière exerce une influence générale sur
l'organisme par la voie nerveuse (surtout par l'intermédiaire du nerf optique), le fait n'est point douteux;
mais il existe aussi nombre de circonstances — et je
vais en relater quelques-unes — qui, en dehors de
mes propres recherches, plaident en faveur d'une
action sur les capillaires sanguins et sur le sang lui-
même.

En se basant sur ce fait que la pigmentation constitue une défense contre les effets des rayons chimiques,
on pourra être conduit, par l'observation de la manière
dont le pigment est réparti dans les tissus, à connaître

---

(1) ENGELMANN. *Pflüger's Archiv.*, XXXV, p. 498.
(2) HAMMER. *Loc. cit.*, p. 47.

la partie même qui a besoin d'être protégée. Chez l'homme le pigment de la peau est essentiellement déposé dans les couches profondes de l'épiderme ; dans l'épiderme même, il n'y a pas de capillaires, mais il y en a immédiatement au-dessous, dans le *stratum papillare*. Chez les animaux, les cellules pigmentaires sont plus disséminées ; on peut assez souvent les rencontrer couchées le long des vaisseaux de la peau ; chez les reptiles, les poissons, par exemple, on voit comme des tuyaux de cellules pigmentaires autour des vaisseaux. Il semble donc que ce soient les vaisseaux sanguins, le sang, qui aient besoin de protection.

Je me permettrai aussi d'attirer l'attention sur une autre circonstance, sur l'absorption de la lumière. Je sais bien qu'on ne peut pas toujours se servir des lois physiques pour expliquer les cas physiologiques. Mais comme certains phénomènes physiques concordent avec des phénomènes de la physiologie végétale, il est probable que les mêmes lois s'appliquent aussi à la physiologie animale. On admet comme règle, en physique, que c'est seulement la lumière absorbée par les corps qui exerce quelque action sur ces corps, et que l'effet chimique de la lumière est directement proportionnel à la quantité de lumière absorbée. Quand nous examinons dans ce but les tissus des animaux, nous trouvons que nul tissu vivant n'absorbe autant de lumière que le sang et, de plus, que le sang absorbe une quantité considérable de rayons violets.

Toutefois, comme on le verra dans l'article suivant, mes expériences ultérieures démontrèrent l'influence considérable de la lumière sur le système nerveux, au moins chez les animaux inférieurs.

Avant de terminer ces remarques relatives à l'effet des rayons chimiques sur l'organisme *sain*, je répéterai ce que j'ai dit tout d'abord : que je ne regarde en aucune façon cette action nocive des rayons chimiques comme une qualité nettement isolée, car nous voyons ces rayons être nuisibles seulement lorsqu'ils agissent en grand nombre et pendant longtemps ; en quantité modérée, ils sont certainement utiles. Il en est probablement des rayons chimiques comme des rayons calorifiques : une chaleur convenable est agréable et utile ; trop de chaleur produit une combustion.

III

Nous venons de parler des affections aiguës que peuvent produire les rayons chimiques. Il sera donc facile de comprendre que plusieurs maladies chroniques de la peau ont des rapports avec la lumière, et quant à l'étiologie et quant à la marche de la maladie. Aussi, Unna parle-t-il de la lumière comme d'une circonstance étiologique de la maladie, souvent mortelle, désignée sous le nom de *mélanosis lenticularis progressiva* (xeroderma pigmentosum). Les premières

taches de pigment se montrent ici, comme cela arrive
pour les taches de rousseur, exclusivement sur les
parties de la peau exposées au soleil, et les rayons
solaires exercent une influence absolument défavorable
sur la croissance et le progrès des tubérosités.

Quant à la pellagre et au prurigo estival de Hut-
chinson, la lumière exerce sans doute aussi sur eux
une influence manifeste, puisque l'érythème se développe nettement sous l'action du soleil printanier.

Vejel (1) et Wolters (2) ont relaté quelques cas
de sensibilité tout à fait extraordinaire de la peau,
d'ailleurs normale. Après une exposition de quelques minutes au soleil, l'érythème se développait;
les malades ne supportaient ni les rayons solaires directs, ni la lumière diffuse du jour. Dans le cas de
Vejel, une irritation légère se produisit même sur la
partie de la face tournée vers une fenêtre fermée de la
chambre où séjournait le malade. Vejel fit porter un
voile rouge et épais à ce malade, ce qui donna un résultat excellent.

Une autre catégorie (3) est constituée par les affections qui, sans dépendre étiologiquement des rayons

---

(1) Vejel. Ueber einen Fall von Eczema solare. *Vierteljahressch. f.
Dermatol. u. Syph.*, 1887, p. 1113.

(2) Wolters. *Ergänzungsheft. z. Arch. f. Dermatol. u. Syph.*, 1892,
p. 187.

(3) Je ne parle pas ici des affections oculaires, dans lesquelles des circonstances spéciales peuvent se présenter.

chimiques, sont toutefois défavorablement influencés par eux, ce qui est le cas, par exemple, pour la variole. Il est impossible de dire si, à l'avenir, nous classerons dans ce groupe d'autres maladies; cependant, le fait n'est pas invraisemblable, car, *quoi de plus naturel qu'une action nocive des rayons chimiques sur la peau malade, quand nous voyons de si fortes inflammations se produire par leur influence sur la peau saine?*

Avant d'aborder la partie clinique de ces recherches, j'attirerai encore une fois l'attention sur ce point que, de propos délibéré, je n'ai parlé que de l'action nocive locale de la lumière sur la peau. Je n'ai pas voulu examiner ici l'action générale de la lumière sur l'organisme, action qui, en ce qui concerne la variole, est peut-être assez limitée, afin de ne pas rendre trop long le développement théorique de mon sujet. Je passe maintenant au traitement de la variole par l'exclusion des rayons chimiques.

IV

On trouve dans la littérature médicale quelques faits ayant trait à l'influence défavorable de la lumière sur la marche de la variole. En 1832, Picton (1) signale ce

---

(1) Picton. *Arch. gén. de méd.*, XXX, p. 406.

phénomène; en 1867 et en 1871 quelques médecins anglais, Black (1), Barlow (2) et Waters (3), l'on aussi noté. Mais ces faits n'ont été que peu remarqués et ont été noyés dans le nombre infini des méthodes qu'on a recommandées à différentes époques pour éviter la formation des cicatrices. En étudiant l'effet de la lumière, je fus conduit à interpréter ces diverses observations, et je trouvai ainsi que, théoriquement parlant, elle étaient très vraisemblables et s'accordaient fort bien avec ce fait que *la figure et les mains* c'est-à-dire *les parties du corps exposées à la lumière, sont le siège des cicatrices les plus profondes et les plus confluentes.* Je compris alors nettement qu'ici encore les rayons chimiques devaient jouer un rôle important; voilà pourquoi je proposai (en juillet 1893) de traiter les *varioleux* dans des chambres d'où l'on excluait les rayons chimiques en filtrant la lumière à travers d'épais rideaux rouges. En même temps, j'indiquai la base théorique de ce traitement, base qui avait fait défaut jusqu'ici, et bientôt après on essaya la méthode.

Le premier essai fut fait à Bergen (Norvège) par M. le Dr Lindholm (4), médecin en chef du service sanitaire, et par M. le Dr Swendsén. Ces confrères

---

(1) BLACK. *Lancet*, 1867, I, p. 792,
(2) BARLOW. *Lancet*, 1871, I, p. 151.
(3) WATERS. *Lancet*, 1871, II, p. 9.
(4) LINDHOLM. *Hospitalstidende*, 6 septembre 1893.

ont traité, par la lumière rouge, huit malades dont quatre enfants non vaccinés, présentant pour la plupart des vésicules confluentes à la figure et aux mains. M. Svendsen (1) parle ainsi du résultat : « L'image clinique des malade traités d'après cette méthode montre les anomalies suivantes : la période de suppuration — la phase la plus dangereuse et la plus pénible de la variole — ne parut pas; aucune élévation de la température ne se produisit, ni aucun œdème ; les malades entrèrent en convalescence immédiatement après la période vésiculeuse qui me sembla un peu prolongée; on évita aussi les cicatrice si hideuses. »

Plus tard, Juhel-Rénoy (2) a essayé le même traitement à l'hôpital d'Aubervilliers sur douze malades. Les résultats n'ont pas été absolument favorables, ce qui est dû, je crois, à cette circonstance qu'il n'avait pas exclu totalement, mais seulement en partie, les rayons chimiques; sa description de l'installation semble au moins l'indiquer. Malgré ces résultats, Juhel-Rénoy pensait toutefois qu'on devait recommander la méthode.

En janvier 1894, M. le Pr Feilberg, médecin en chef de l'hôpital pour les varioleux à Copen-

---

(1) Svendsen. *Medicinsk Rev.*, octobre 1893.

(2) Juhel-Rénoy. Sur le traitement de la variole par l'obscurité. *Semaine médicale*, 1893, p. 557, et *Bull. et mém. de la Soc. méd. des hôp. de Paris*, 14 décembre 1893.

hague, a traité onze malades de cette façon. Voici les résultats qu'il a obtenus : « Des onze malades que j'ai soignés d'après la méthode de M. le Dr Finsen, par l'exclusion des rayons chimiques, huit, dont trois enfants non vaccinés, présentaient des cas si graves qu'on aurait dû s'attendre à une fièvre de suppuration plus ou moins longue. Mais dans aucun cas, cette fièvre ne s'est montrée. Chez tous les malades, les vésicules commencèrent à se dessécher du neuvième au onzième. jour de la maladie et les malades entrèrent aussitôt après en convalescence. Dans tous les cas, les malades ont quitté l'hôpital avec des taches pigmentaires ou hyperémiques, mais sans perte de substance de la peau.»

M. le Dr Strandgaard, médecin cantonal de l'île d'Amager (Danemark), a traité quatre varioleux par cette méthode. Voici ce qu'il en dit : « J'ai eu l'impression bien nette que ce traitement exerce une influence heureuse sur l'exanthème. Les papules ne se métamorphosèrent pas comme à l'ordinaire en vésicules et pustules, mais restèrent stationnaires pendant quelques jours, se flétrirent graduellement et disparurent ensuite totalement ; autrement dit, c'était une métamorphose rétrograde. Chez un des malades, enfant non vacciné, qui fut soumis très tard au traitement, quelques vésicules entrèrent en suppuration et laissèrent quelques petites cicatrices, ce qui n'arriva pour aucun des autres. »

En février 1894, M. le Dr Benckert, médecin

en chef du service sanitaire de Gothembourg (Suède), a traité 16 malades (11 variolæ veræ, 5 varioloïdes) par la lumière rouge ; 3 moururent : une femme succomba à une infection puerpérale, après avoir eu une variole sans suppuration des vésicules ; un second malade mourut de la variole hémorragique, avant la période de suppuration, et le troisième de la fièvre de suppuration.

M. Benckert s'exprime ainsi sur le traitement : « Dans plusieurs cas graves de variole, il donna des résultats surprenants. Je peux dire, comme résultat d'ensemble de mes expériences, que la suppuration est ordinairement supprimée par ce traitement. Les cicatrices sont extrêmement rares et, si elles se produisent, elles sont insignifiantes. La durée de la maladie est plus courte. »

L'action nocive de la lumière sur la variole a été constatée non seulement par ces bons résultats, mais encore par des expériences de contrôle très belles. M. le Dr Svendsen fit sortir deux de ses malades à la lumière du jour, après le desséchement complet des vésicules de la figure ; cependant, au dos des mains de ces malades on voyait encore des vésicules non desséchées. Celles-ci entrèrent en suppuration et laissèrent des cicatrices, tandis que partout ailleurs il n'y en avait aucune. Un des malades du Pr Feilberg fut exposé à la lumière du jour pendant que quelques vésicules non desséchées se trouvaient encore à l'oreille, et celles-ci entrèrent en suppuration. Chez un autre varioleux, enfant non vacciné, avec vésicules confluentes, la suppuration avait déjà commencé quand il fut soumis au traitement. Elle devint intense et d'innombrables cicatrices persistèrent au niveau de la face ; toutefois, aux mains où, comme cela arrive ordinairement, les vésicules étaient moins avancées, elles se desséchèrent sans suppuration et l'enfant n'eut pas de cicatrices à cette place. Pas une seule ne se développa.

V

Il est intéressant de voir, maintenant que nous venons d'étudier l'influence de la lumière sur la variole, comment une grande partie, on pourra même dire la plus grande partie des méthodes employées pour éviter les cicatrices ont ce point de commun, à savoir qu'elles garantissent la peau de l'influence de la lumière, bien qu'on y soit arrivé inconsciemment. Si ces méthodes ont été bonnes, c'est sans doute pour cette même raison. Je citerai quelques exemples : enduire la peau de teinture d'iode ou d'une forte solution de nitrate d'argent ; couvrir la figure d'un masque ou de compresses enduites où mouillées d'innombrables matières grasses ou adipeuses, toutes ces méthodes protègent la peau partiellement contre la lumière. La teinture d'iode, qui teint l'épiderme en jaune, la garantit spécialement contre les rayons chimiques ; la solution

de nitrate d'argent absorbe également ces rayons et
teint plus tard la peau en noir, phénomène grâce auquel
tous les rayons sont exclus. On peut ainsi s'expliquer
l'utilité de cette foule de substances qu'on recommande
pour enduire ou pour mouiller les compresses. Chaque
substance a ses défenseurs ; mais que ce ne soit pas tant
les substances que les compresses garantissant la peau
contre la lumière qui agissent, voilà à quoi personne n'a
songé. Coste, qui recommande des compresses imbibées
d'eau boriquée, a constaté ce fait important, à savoir que
là où des compresses ne couvrent pas complètement
la peau les cicatrices se produisent, et non ailleurs.
On a évidemment le droit d'utiliser cette observation
pour la théorie de l'influence nuisible de la lumière.

Je noterai encore à titre de curiosité médicale his-
torique que, pendant le moyen âge — selon les recherches de M. le Dr Julius Petersen, le savant
professeur de l'Université de Copenhague, — on employait pour le traitement de la variole des couvertures
de lit rouges, des boules rouges placées dans le lit, en
un mot un entourage rouge (1). On est sans doute ar-

---

(1) M. le D^r OEttinger a également rappelé dans son récent article (voir
Semaine médicale, 1894, p. 257), que déjà au xviiie siècle Fouquet (de
Montpellier) avait vu, dans son enfance, qu'on revêtait les petits varioleux
« de drap écarlate ou qu'on les tenait dans des lits fermés de rideaux de la
même étoffe, à peu près comme il est rapporté qu'on le pratique encore au
Japon. »

D'autre part, peu après la publication de l'article de M. Ehlers relatif aux

rivé aux couvertures rouges par la voie empirique;
plus tard, on chercha à s'expliquer l'utilité de cette

---

premières expériences de M. Finsen, nous avons reçu d'un de nos lecteurs
roumains, M. le Dr T. Capitanovitz (d'Alexandria) une note ainsi conçue :

« En Roumanie, c'est une vieille pratique populaire de toujours couvrir
le visage et le corps des varioleux, dès le commencement de la maladie, d'une
pièce d'étoffe rouge, parce qu'on croit que le rouge attire promptement l'é-
ruption à la surface du corps et qu'on évite ainsi les complications qui pour-
raient provenir d'une éruption cachée. »

Enfin, M. le Dr Lassabatie (médecin de la marine française) nous a
adressé dernièrement une lettre dont nous extrayons les passages suivants :

« L'article que vient de publier la *Semaine médicale* sur le *Traitement
de la variole par le procédé dit de la chambre rouge* m'a remis en mémoire des faits dont je me suis trouvé témoin au Tonkin pendant le dernier
séjour que j'y ai fait il y a deux à trois ans.

Dans plusieurs circonstances, j'ai eu à traiter des indigènes atteints de
variole, et toujours j'ai pu constater que dès avant mon arrivée les malades
avaient été soigneusement enfermés dans une espèce d'alcôve hermétiquement
close par de nombreuses tentures *rouges* et dans laquelle l'obscurité eût été
complète si l'on n'avait eu le soin d'y maintenir une lampe allumée.

J'ai tout lieu de croire que les Tonkinois ne connaissent pas plus la méthode de Finsen que je ne la connaissais moi-même à cette époque ; mais il
est assez curieux de constater l'existence d'une coutume très ancienne sans
doute dans ce pays et de la rapprocher d'un procédé que l'Occident cherche
à ériger aujourd'hui en méthode scientifique.

Il m'est assez difficile de dire exactement le nombre de cas que j'ai observés et leur degré de gravité, mais je me rappelle parfaitement celui d'un
enfant de trois à quatre ans, fils du vice-roi, auquel j'ai donné mes soins dans
le palais même de Kinh-Luoc et qui a parfaitement guéri, malgré les symptômes les plus graves.

C'est une coutume à laquelle les Tonkinois tiennent beaucoup et contre
laquelle je me suis vainement élevé la trouvant contraire aux règles les plus
élémentaires de l'hygiène, car avec leur système le malade n'a qu'un cube
d'air absolument insuffisant.

Je dois ajouter que ce n'est pas dans la variole seulement, mais dans
nombre d'autres maladies qu'ils agissent de cette façon. »

mesure en disant que la couleur rouge irritait le sang
et provoquait un exanthème plus intense, ce qu'on re-
gardait, selon les idées du temps, comme un résultat
avantageux.

VI

Je terminerai en indiquant les points principaux du
traitement et les conditions auxquelles on pourra s'attendre à des résultats favorables.

1° L'exclusion des rayons chimiques doit être absolue. L'épaisseur de la matière rouge employée pour
filtrer la lumière dépend de sa nature. Si l'on se sert
de papier ou de cotonnade peu épaisse, quatre ou
cinq couches suffiront peut-être. Si l'on se sert
de flanelle assez grosse, on pourra se contenter de
deux ou trois couches. Il est plus commode d'employer
du verre rouge, mais dans ce cas il faut que le verre
soit *très foncé*. Autrement dit, il faut protéger les varioleux avec autant de soins contre les rayons chimiques
que le fait le photographe pour ses plaques et son papier. Quant à la lumière artificielle, il ne faut se servir ni de la lumière électrique ni d'aucune sorte d'éclairage trop brillant. Les globes et les verres des lampes
doivent être d'un rouge très foncé. Une bougies stéa-
rique est permise à cause de son faible pouvoir lumineux. Elle peut servir pour examiner le malade et pour
l'éclairer pendant ses repas ;

2° Le traitement doit être continué sans la moindre interruption jusqu'au desséchement complet des vésicules. *Même une courte exposition à la lumière du jour peut produire la suppuration avec ses suites.* Il est donc absolument nécessaire d'empêcher, par exemple en clouant les rideaux, les malades et les garde-malades de laisser pénétrer la lumière, car il arrive que ces gens ennuyés d'être dans la demi-obscurité, ouvrent les rideaux et réduisent ainsi à néant les bons résultats espérés du traitement ;

3° Il faut commencer le traitement aussitôt que possible (dès l'apparition de l'exanthème); plus on approche de la suppuration, plus la chance d'obtenir un bon résultat diminue ;

4° Cette méthode n'exclut pas, mais permet tout autre traitement que le médecin jugera convenable ;

5° Bien entendu, les décès par variole ne sauraient être empêchés par ce traitement, surtout avant la période de suppuration ;

6° Si les malades sont soumis à temps à ce traitement et que l'on suive les règles ci-dessus exposées, le plus souvent la suppuration n'aura pas lieu et le malade guérira sans cicatrices, ou seulement avec des cicatrices rares et presque invisibles. Il est à noter que pendant les six à huit premières semaines la peau reste couverte de taches hyperémiques ou pigmentées; toutefois, au bout de ce temps, celles-ci finissent par disparaître.

Voilà ce qu'il est permis de dire jusqu'à présent sur ce nouveau mode de traitement de la variole ; l'avenir et de nouvelles expériences nous tiendront au courant des modifications que cette méthode thérapeutique est vraisemblablement appelée à subir (1).

---

(1) Ce travail était achevé lorsque M. OEttinger a fait paraître dans la *Semaine médicale* du 30 mai 1894 son article sur le traitement de la variole par la méthode de la chambre rouge. Ses recherches, conduites avec le plus grand soin, ont parfaitement confirmé cette assertion, à savoir que les rayons chimiques exercent une influence nocive sur la marche de la variole.

Sur les huit malades de M. OEttinger, trois sont morts, dont un parce qu'il fut traité trop tard ; les deux autres succombèrent à l'infection variolique proprement dite. Mais, comme le dit M. OEttinger, ces décès ne doivent pas être attribués à la méthode, car elle ne se propose pas d'être un « traitement de la variole », mais seulement un « traitement topique » de l'éruption variolique.

Des cinq malades qui ont guéri et qui avaient été soumis au traitement vingt-quatre, quarante-huit et soixante-douze heures après le début de l'éruption, trois présentèrent une température élevée pendant six à huit jours, tandis que chez les deux autres, elle resta normale tout le temps. Aucun d'eux ne semble avoir eu de vraie suppuration.

Quant aux conclusions générales sur l'effet de ce traitement, M. OEttinger s'exprime ainsi : « Nous avons certainement, en cette méthode, une thérapeutique réellement efficace de l'éruption variolique ; celle-ci évolue plus rapidement et, s'il est peut-être illusoire d'espérer empêcher la vésicule de devenir pustule, il n'en est pas moins vrai qu'en peu de jours la vésiculopustule de la variole se dessèche, que l'on évite ainsi non seulement des cicatrices disgracieuses, mais que les accidents liés à la suppuration sont aussi considérablement diminués de fréquence. »

APPENDICE

Pendant les quatre ans révolus depuis la publication
de cet article, il a paru plusieurs communications sur
ce nouvel agent thérapeutique. Toutes affirment son
effet extrêmement réel sur les vésicules varioliques.
J'en donnerai ici un résumé très succinct en les énu-
mérant dans leur ordre de publication.

M. le Dr *Krohn* (1), médecin cantonal à Saxkjóbing
(Danemark), a rapporté 3 cas qu'il traita par cette méthode. Aucun des malades n'eut de suppuration, ni de
fièvre secondaire, ni de cicatrices, bien que, dans un
des cas, le traitement fut commencé assez tard.

M. le Dr Mygind, médecin cantonal à Nakskov (Danemark), m'a communiqué l'observation suivante : J'ai
traité 22 varioleux (12 varioles vraies, 10 varioloïdes)
par la lumière rouge. Un seul de mes malades, pour

---

(1) KROHN. Tre Tilfaelde af Kopper, behandlede i « rödt Lys » Hospitalstidende, 1894. (Sur trois cas de variole, traités en « lumière rouge ».)

qui ce traitement n'avait été institué qu'au 10ᵉ jour de
la maladie, avait une forte fièvre de suppuration et
mourut au 20ᵉ jour. Un autre malade, avec vésicules
semi-confluentes, fut traité dès le 5ᵉ jour : la température monta un peu, mais il n'y eut pas de vraie fièvre
ni de suppuration, puisqu'au 11ᵉ jour, on constatait une
chute de la courbe thermique. *Aucun des autres malades,* qui tous furent traités dès le premiers jours, *n'eut
de suppuration ni de fièvre secondaire.* Tous quittèrent
l'hôpital sans perte de substance épidermique, mais
avec quelques taches hyperémiques. Sous l'influence de
ce traitement, la marche de la maladie fut bénigne et
rapide, et l'état général ne laissa rien à désirer.

M. *J.-W. Moore* (1) (Dublin) décrit un cas de variole
chez un de ses confrères, qu'il traita en lumière rouge.
Il n'y eut aucune suppuration, et très peu de fièvre
secondaire ; on peut s'en rendre compte par la courbe
de température qui est jointe à son observation. M. le
Dʳ Moore ajoute que plusieurs fois, le malade parla de
l'impression agréable que lui procurait la lumière rouge
et du bien-être qu'il en éprouvait. Pendant la même
épidémie de variole, à l'hôpital du Cork-Street à Dublin,
on a utilisé cette méthode et le médecin en chef de cet
hôpital, a exprimé sa parfaite satisfaction des résultats
obtenus.

---

(1) J.-W. MOORE. A case of small pox and its lessons. *Dublin Journal
of medical science,* december 1894.

M. le Dr *Péronnet* (1) (Paris) dans sa thèse de doctorat
a publié des histoires cliniques minutieuses avec les
courbes de température des 8 cas qu'il a traités (ce sont
les cas dont parle Œttinger). Sa critique des cas de *Juhel-
Renoy* mentionnés plus haut est spécialement bien con-
duite. L'auteur en parle ainsi, p. 38 :

« Il nous semble que ce résultat contradictoire peut
être facilement expliqué. Le papier rouge et les rideaux
en andrinople, que M. Juhel-Renoy avait fait placer
devant les fenêtres, n'étaient peut-être pas suffisants là
où il faut d'*épais* rideaux rouges ou des carreaux en
verre rouge très foncé. *Nous savons de plus que, dans la
journée, la surveillance des malades soumis au traitement
n'était pas très exacte et que la lumière solaire n'éprouvait
guère de difficultés à pénétrer dans les chambres d'iso-
lement* » (2).

Les objections que M. Juhel-Renoy a faites à cette méthode sont ainsi facilement réfutées par M. Péronnet. Du
reste, M. Juhel-Renoy n'avait pas expérimenté avec une
rigueur suffisante : il suffit de faire remarquer que, dans
un cas par exemple, le malade ne fut exposé à la lumière rouge *qu'après le commencement* de la suppuration et de la fièvre secondaire.

-----

(1) Péronnet. Du traitement de la variole par la méthode de Finsen.
Thèse, Paris, 1897.
(2) La phrase en italiques est de moi.

M. le Dr *Abel*(1) (Bergen, Norvège) cite 23 cas de variole traités depuis 1893, dans la lumière rouge à l'hôpital des varioleux de Bergen. De ces 23 cas, 8 étaient très graves. Tous les malades guérirent; la suppuration et la fièvre secondaire n'apparurent point, sauf chez un seul qui était déjà en suppuration quand il fut reçu à l'hôpital, au 10ᵉ jour de la maladie. M. le Dr Abel s'exprime ainsi en ce qui concerne ce malade : « Même chez le malade hospitalisé, en pleine suppuration, l'effet favorable du traitement fut presque immédiatement visible. Dès le lendemain la fièvre avait diminué, et l'irritation autour des pustules devint aussitôt moins intense. Comme, au début de l'hospitalisation, toutes les papules suppuraient, je n'eus point l'occasion d'observer le fait constaté par d'autres, d'un arrêt dans la marche envahissante des pustules, et de la localisation de la suppuration aux vésicules déjà existantes au début du traitement. Toutefois, ce cas m'a appris à instituer, sans retard, le traitement Finsen, si avancée que soit la suppuration. De tous les cas cités, ce dernier malade présentait les vésicules les plus discrètes ; il était le seul qui présentait cependant une suppuration vraie ».

Quant aux cicatrices, M. Abel pense qu'il n'a pas réussi aussi bien que d'autres observateurs, un nombre

---

(1) ABEL. Om dr. Finsen's behandling af variola med udelukkelse af ysets kemiske straaler. *Medicinsk Revue August*, 1897. (Sur le traitement Finsen de la variole, par l'exclusion des rayons chimiques de la lumière.)

relativement grand de ses malades ayant présenté des altérations cutanées superficielles, surtout au front et au nez ; ces cicatrices ne ressemblaient point cependant à celles qu'on observe ordinairement. Elles avaient plutôt été produites par des égratignures, ou quelques causes accidentelles.

M. le Dr Abel termine en disant : « Je ne puis donc que constater pleinement la justesse des observations précédentes : *avec la méthode du Dr Finsen, nous possédons un traitement de la variole qui — soigneusement suivi, et à la condition que les malades y soient soumis dès la première période de l'affection — modifie la marche de la maladie si puissamment que la suppuration et ses suites peuvent être enrayées.* »

La dernière communication que je connaisse, sur cette méthode thérapeutique est due à M. le Dr Hermann Backmann (1). A son hôpital d'épidémie à Kolikkomäki, l'auteur a traité, depuis novembre 1893, en tout 62 cas de variole, des plus graves, par l'exclusion des rayons chimiques :

Des 62 malades, 3 adultes moururent (tous de pneumonie), et quatre enfants (8 mois à 1 an 1/2), dont un au 3° jour, 2 au 5°, et 1 au 10° après l'hôpitalisation.

L'auteur dit : la minorité seulement des cas arri-

---

(1) Hermann Beckmann. Sur la variole vraie et sur les rayons chimiques. Finska läkaresällskapets handlinger, I. t. xl, n° 5, mai 1898, p 486.

vèrent à l'hôpital avant, ou aussitôt après l'apparition de
l'exanthème ; ces cas guérirent le plus vite ; pour la ma-
jorité, le traitement par l'exclusion des rayons chimiques
ne put être institué qu'un ou deux jours après le développement de l'exanthème ; conséquemment la guérison
se faisait attendre plus longtemps. En général, la période
suppurative passa vite et avec facilité ; les vésicules se
desséchèrent plus tôt qu'à l'ordinaire, et ne laissèrent
point de cicatrices. La moyenne des jours de maladie
pour ces 62 patients était 19,5 jours, quoique plusieurs
sujets restassent à l'hôpital plus longtemps qu'il n'était
nécessaire.

Ces résultats favorables dans le traitement de la
variole par l'exclusion des rayons chimiques ont permis à l'auteur de l'étendre à d'autres exanthèmes aigus
(p. ex. scarlatina et morbilli); et il a constamment trouvé
la méthode active, la marche de la maladie devenant
toujours plus facile et plus courte.

Pour ne rien omettre, je citerai encore un article du
Dr Moir (1) paru dans le *Lancet* contre ce traitement; non
seulement le Dr Moir n'a pas essayé la méthode, mais
encore semble ignorer et l'interprétation scientifique que
j'ai pu donner de ces phénomènes et les preuves expé-
rimentales. Néanmoins, il la déconseille, en se basant

---

(1) John Moir. Treatment of small pox by exclusion of the chemical
rays of daylight. *The Lancet*, 29 septembre 1894, p. 739.

sur des considérations théoriques superficielles ; en terminant, il s'exclame : De la lumière, de la lumière, encore de la lumière. »

Si nous cherchons maintenant à préciser les résultats de toutes ces recherches, nous verrons que 14 médecins se sont prononcés sur ma méthode. Un seul le Dr Moir y est opposé sans l'avoir essayé le moins du monde. Reste M. Juhel-Renoy qui, selon le Dr Péronnet l'a mise en œuvre de telle manière que la valeur de ses résultats s'en trouve annulée. *Tous les autres observateurs* s'accordent à reconnaître l'heureux effet de cette nouvelle thérapeutique ; ceci peut sembler d'autant plus étonnant que cette méthode pouvait sembler étrange au premier abord, et, de ce fait, être accueillie avec un scepticisme outrancier. Leur accord n'en est que plus significatif.

Au point de vue statistique, nous constatons que la méthode s'est montrée réellement excellente. Au total 140 à 150 cas de variole, en partie très graves, choisis spécialement pour cette expérience déterminée, ont été ainsi traités, et l'on peut affirmer que la méthode n'a été inefficace que dans un cas, celui du Dr *Benckert*.

En résumé, la méthode que j'ai préconisée semble avoir fait ses preuves, et il y a tout lieu de lui donner la place qu'elle mérite dans la thérapeutique, encore qu'elle soit loin de l'avoir obtenue jusqu'ici, sans doute en raison de son étrangeté et de son inintelligibilité : en réalité ses bases scientifiques sont encore meilleures et plus solides que celles de beaucoup d'autres traitements médicaux.

A la fin de mon principal article, j'ai énoncé les principes du traitement et les conditions nécessaires pour réussir en ajoutant que l'avenir et de nouvelles recherches y apporteront vraisemblement quelques changements.

Quatre ans se sont écoulés depuis la publication de mon premier article, et malgré de nouvelles expériences, il me semble peu nécessaire de rien changer à ce que j'ai dit en premier lieu. Peut-être pourra-t-on être moins sévère dans la pratique : il est sans doute inutile que la couleur rouge des rideaux et des verres soit très foncée, cela sera plus agréable et aux malades, dont on pourra augmenter le *confort,* et à ceux qui les soignent (1). L'expérience a démontré que les résultats thérapeutiques sont encore meilleurs que je ne l'avais espéré ; on a surtout pu voir que la méthode est favorable, même dans les cas où les malades ne sont traités que peu avant le début de la suppuration, ou dès sa première période.

Un point reste encore à discuter : le séjour à la lumière rouge peut-il nuire ? Pratiquement la réponse

---

(1) Dans une chambre moins obscure les résultats ne seront peut-être pas aussi frappants ; il paraît que les observateurs qui ont procédé rigoureusement ont évité tout à fait, ou presque, la fièvre secondaire. D'autre part, une faible élévation de la température sera préférable à une obscurité trop absolue ; ceux qui soignent les malades en tireront de grands avantages. Pratiquement, on devra exiger que la couleur rouge soit assez foncée pour éviter la suppuration. Une série de recherches comparatives pourra seule fixer la nuance rouge suffisante.

Finsen. La Photothérapie.   4

est impliquée dans les observations précédentes : aucun expérimentateur n'a signalé d'inconvénient. Théoriquement, on pourra dire qu'il est peut-être nuisible de soustraire les malades aux rayons chimiques pendant le peu de temps exigé par le traitement (v. l'article suivant). Sur tous ces points, on ne sait que peu de chose en ce qui concerne l'homme. En tout cas, si un séjour de 8-15 jours à la lumière rouge peut nuire à quelque degré, ce défaut est, et de beaucoup, compensé par les avantages qu'on en tire. Si cependant on veut obvier à une faiblesse supposée, rien n'empêche de mettre en œuvre les stimulants ordinaires.

Les trois similigravures accompagnant cet article ont été tirées d'après des photographies faites par M. le Dr *Alfred Madsen*. Je tiens à l'en remercier ici ; je dois de même remercier M. le Pr *Feilberg* (1) et M. *Benckert* (2), médecin en chef, dans les services desquels les malades ont été traités. Mes explications s'appuient sur les observations cliniques de ces deux confrères.

---

(1) C. FEILBERG. Behandling af Kopper med Udelukkelse af Dagslysets kemiske Straaler. *Hospitalstidende*, 4 juillet 1894. (Traitement de la variole par l'exclusion des rayons chimiques de la lumière.

(2) HENRIC BENCKERT. Om smittkoppers behandling med uteslutande af ljusets kemiske straalar. *Hygiea*, t. 56, 1894, extrait. (Sur le traitement de la variole par l'exclusion des rayons chimiques de la lumière.)

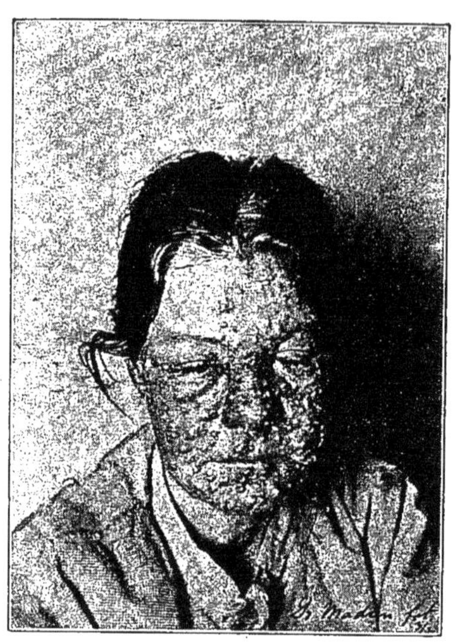

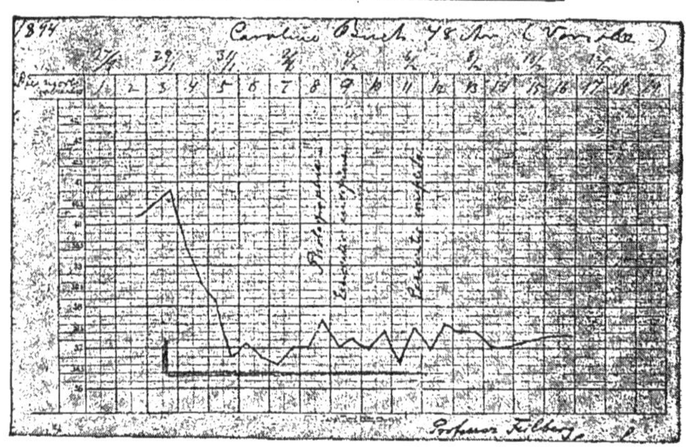

Fɪɢ 1. — La photographie ci-dessus, de C. B., 48 ans, a été prise au 8ᵉ jour de la maladie. Elle fut traitée en lumière rouge à l'hôpital pour les varioleux, à Copenhague, depuis le 3ᵉ jour de la maladie jusqu'au 12ᵉ. Elle quitta l'hôpital le 24ᵉ jour après la prise de la photographie. Il n'y avait alors **nulle cicatrice,** seulement de nombreuses taches hyperémiques. La courbe de température ci-jointe montre qu'il n'y a pas eu de fièvre secondaire.

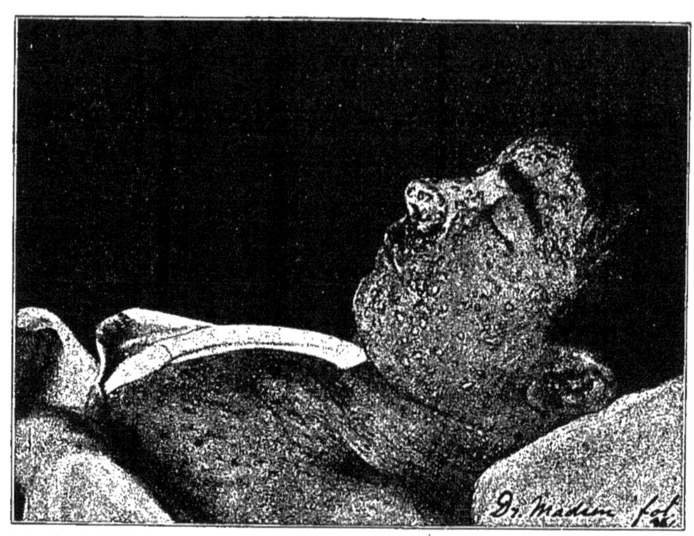

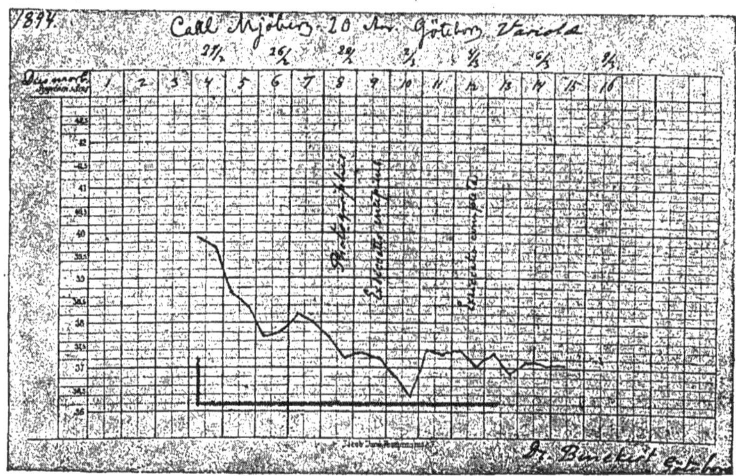

Fɪɢ. 2. — La figure représente C. M., 20 ans, au 8° jour de la maladie. Traité à l'hôpital pour les varioleux, à Gothembourg. En lumière rouge depuis le 4° au 13° jour de la maladie. Nulle suppuration, nulle fièvre secondaire. Quitta l'hôpital au bout de 23 jours **sans cicatrices.**

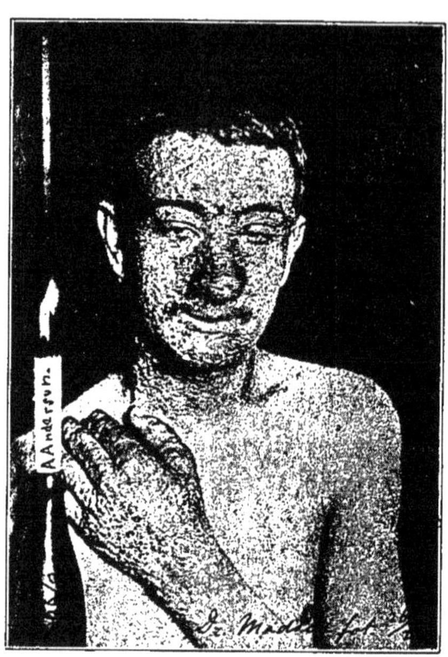

Fig. 3. — Cette photographie est celle de A. A., 24 ans, au 10° jour de la maladie.
Il fut traité à l'hôpital des varioleux, à Gothembourg. Traité en lumière rouge
du 3° au 15° jour de l'affection. Aucune suppuration. Quitta l'hôpital au bout de
22 jours. **Il y avait alors des cicatrices insignifiantes au bout du nez ;
le reste du visage n'en offrait point.** L'élévation de température du 8° jour
indiquée par la courbe, est due, sans doute, à une parotite du côté droit dont
souffrait le malade.

LA LUMIÈRE COMME AGENT D'EXCITABILITÉ

(1895)

En observant le développement des œufs de la grenouille, on s'aperçoit, vers la fin de la vie fœtale, que l'embryon oblong, et accolé sur l'un des côtés, se meut par intermittences, de telle sorte qu'il se déplace en un instant vers la face opposée. J'ai pu constater que sous l'influence de la lumière solaire directe, ces mouvements augmentent considérablement. La même observation est possible sur les œufs de salamandre dont le fœtus, recourbé en forme d'anneau, est soumis à des mouvements d'autant mieux accentués.

Voici les quelques expériences que j'instituai pour analyser ce phénomène et étudier les relations entre la motilité et la lumière monochromatique.

Quatre œufs de salamandre *(triton cristatus)*, presque entièrement à terme, furent placés dans une écuelle plate, remplie d'eau, et exposés à la lumière directe du soleil. Par l'interposition de verres de couleurs, je pouvais observer l'action particulière des différentes radiations du spectre. En interposant la main, je déterminai une obscurité relativement suffisante que je considérai comme l'ombre.

La rapidité des mouvements provoqués fut telle que je dus partager la besogne avec un aide : chacun de nous surveilla deux œufs, tout en se rendant compte des quatre ; ainsi la numération avait quelque chance d'exactitude.

Voici, dans ces conditions, le tableau obtenu :

NOMBRE D'ŒUFS	QUALITÉ DE LA LUMIÈRE	DURÉE DE L'EXPÉRIENCE EN MINUTES	NOMBRE DES MOUVEMENTS	
4	Bleue	3	8	
4	Ombre	6	0	
4	Rouge	3	0	
4	Bleue	3	4	
4	Rouge	6	3	
4	Bleue	6	26	
4	Jaune	2	0	
4	Ombre	5	1	T.
4	Jaune	7	0	22°
4	Verte	7	2	C.
4	Verre sans couleur	4	6	

L'absence de soleil nous obligea ensuite à interrompre nos expériences qui furent reprises deux jours après avec les mêmes œufs :

NOMBRE D'ŒUFS	LUMIÈRE	MINUTES	NOMBRE DES MOUVEMENTS	
4	Verre sans couleur	5	12	
4	Bleu	4	9	
4	Rouge	5	2	T.
4	Bleue	3	7	22°
4	Ombre	10	0	C.
4	Verte	10	6	
4	Bleue	5	15	

Les expériences, faites dans l'ordre ci-dessus, durent être interrompues, acccidentellement ; un des fœtus, s'étant détaché de l'œuf, nageait librement.

Pour que l'on ne puisse rapporter aux variations thermiques les phénomènes observés, j'eus constamment soin de maintenir par un courant d'eau fraîche, la température constante.

Ainsi les résultats sont nets et clairs : on voit, du premier coup, avec quelle rapidité se produisent les mouvements sous l'influence de la lumière bleue. Par l'addition des résultats isolés, on obtient les chiffres suivants :

LUMIÈRE	MINUTES	NOMBRE DE MOUVEMENTS
Ombre	21	1
Rouge	14	5
Jaune	9	0
Verte	17	8
Bleue	24	69
Verre sans couleur	9	18

On aura une idée plus correcte en prenant le temps moyens, et un nombre proportionnel de mouvements :

LUMIÈRE	MINUTES	NOMBRE DE MOUVEMENTS
Ombre	16	1
Rouge	16	6
Jaune	16	0
Verte	16	8
Bleue	16	46
Verre sans couleur	16	32

Il résulte de ces faits que : 1° *la lumière possède la faculté très remarquable de provoquer des mouvements chez le fœtus,* et 2° que *cette faculté doit être surtout rapportée à l'influence des rayons bleus violets.*

Il serait quand à présent prématuré de tirer des conclusions un peu plus osées ; cependant nous ferons remarquer dès l'abord une particularité bizarre : tandis que les rayons bleus provoquent le plus grand nombre de mouvements, la lumière blanche n'en détermine qu'une quantité sensiblement moindre. Mais la durée d'observation étant d'autre part écourtée pour ces radiations, il se peut que cette différence, d'ailleurs faible, ne soit qu'accidentelle.

Ensuite j'entrepris sur des animaux plus développés l'expérience suivante :

Trois salamandres, l'une âgée d'un jour et d'une nuit, les deux autres nées une heure avant l'expérience furent placés dans une écuelle plate remplie d'eau : ces petits animaux longs d'un centimètre environ, se tenaient immobiles dans l'eau, comme les brochets quand ils « dorment » ; il se mouvaient en ligne droite et très rapidement, par saccades pour garder ensuite le repos. L'écuelle étant placée à l'ombre, je disposai un miroir parabolique (ophtalmoscope de Liebreich) de telle sorte qu'il m'était possible d'éclairer d'un faisceau lumineux chacun de ces animaux.

Sous l'influence lumineuse, les salamandres s'élançaient précipitamment, après avoir été impressionnées pendant quelques instants, puis s'arrêtaient ensuite. Ce phénomène présente une telle constance qu'il est possible de diriger l'orientation des mouvements par le jeu même du pinceau lumineux. En dehors de toute influence lumineuse, les salamandres gardaient l'immobilité et ne se déplaçaient presque jamais spontanément.

L'écuelle étant placée mi-partie à l'ombre mi-partie au soleil, les salamandres éclairées s'agitaient sans but bien évident jusqu'au moment où elles entraient dans l'ombre pour rester immobiles ; le déplacement inverse de la lumière provoquait une migration opposé de ces animaux. Dans toutes conditions, ils fuyaient la lumière.

La lumière exclusivement rouge, jaune ou verte n'influence pas les salamandres ; seule la lumière bleue provoque une réaction aussi rapide que la lumière composée.

Ces expériences ont été assez nombreuses pour permettre d'affirmer la constance de ce phénomène ; une série nouvelle d'observations visait à l'expression numérique de cette constance.

L'écuelle aux trois salamandres fut exposée en plein soleil, les radiations furent analysées par l'interposition de verres colorés. Dans ces conditions, le temps de réaction fut variable, et naturellement, un peu différent pour chacun des trois animaux expérimentés. Nous n'avons noté dans le tableau suivant que le temps après lequel l'une quelconque des trois salamandres s'élança dans l'eau. Ces expériences furent faites dans l'ordre indiqué et sans interruption.

	DURÉE DE L'EXPÉRIENCE en minutes	TEMPS DE RÉACTION EN SECONDES		
JEUNES ANIMAUX		I	2	3
BLEUE		20	21	35
OMBRE	2	50	65	o
JAUNE	3	o	o	o
BLEUE		10	12	20
ROUGE	3	o	o	o
VERTE	2	o	o	o
BLEUE		7	7	56
JAUNE	3	o	o	o
ROUGE	3	o	o	o
VERTE	3	o	o	o
BLEUE		20	25	30
ROUGE		25	60	120
SANS COULEUR		10	33	42
ROUGE	2 ½	o	o	o
SANS COULEUR		15	15	15
ROUGE	1 ½	o	o	o
BLEUE		20	41	42
ROUGE	2	o	o	o
SANS VERRE		13	15	17

Ce tableau confirme clairement les affirmations précédentes. Le temps moyen de la réaction est :

Au soleil direct (3 réactions) 15 secondes ;

A travers le verre sans couleur (6 réactions) 22 secondes ;

En lumière bleue (15 réactions) 24 secondes.

Dans l'une de nos expériences la lumière rouge, comme l'ombre, provoquèrent des réactions que nous avons tout lieu de croire accidentelles.

Une exposition à la lumière verte pendant en tout 5 minutes et à la lumière jaune pendant en tout 6 minutes, ne suffit pas à déterminer le moindre mouvement : c'est là une circonstance d'autant plus curieuse que ces mêmes rayons impressionnent davantage le sens de la vue. *A priori,* nous eussions été portés par conséquent à leur attribuer une importance capitale. Nous avons pu faire la même observation d'ailleurs à propos des mouvements du fœtus que la lumière jaune déterminait fort peu. (Voir cependant plus tard le pourcentage.)

Pour déterminer la part et l'influence de la température de l'eau dans la marche de ces phénomènes, 5 jeunes salamandres âgées de 1 à 3 jours furent placées dans une écuelle remplie d'eau à 18°. En 10 minutes on éleva progressivement la température par addition d'eau chaude jusqu'à 30°.

Pendant ce temps les salamandres restèrent immobiles : une seule se mouvait à 20° et deux autres à 30°.

Par addition lente d'eau froide on abaissa alors la

température en 10 minutes à 20° ; à 21° un seul animal réagit ; les autre ne semblaient pas influencés, malgré la force relative du courant d'eau qui agitait leur queue.

Ainsi il ressort clairement que l'influencés directe de la température du milieu ambiant est presque négligeable dans les limites, évidemment, de 18° à 3o°, et que la raretés des mouvements, en dehors de toute excitation lumineuse, suffit à éliminer la causalité thermique.

Bien entendu, la valeur de ces dernières expériences dépendent en partie de la valeur attribuée aux jeunes salamandres comme sujets d'expériences. Je crois que leur spontanéité, leur peu d'âge n'ont pu être qu'avantageux ; car, encore peu éveillées, ils ne se meuvent guère sans cause extérieure intense, l'oscillation de l'eau sous l'influence d'un choc, par exemple.

Restent encore deux points importants à élucider, mais assez souvent négligés par les auteurs : la force de la lumière en premier lieu, et en second lieu le monochroisme plus ou moins grand des verres colorés.

J'ai expérimenté au commencement de juin, entre midi et 3 heures, à Copenhague, par un ciel clair, voilé de temps à autre par des nuages légers. Mais au moment où l'éclat solaire était ainsi atténué, j'interrompais les expériences ou j'en profitais pour observer, les effets de l'ombre.

La qualité des verres a une importance plus considérable : je n'ai employé que 4 couleurs, le rouge, le jaune, le vert, le bleu, parceque je n'ai pu me procurer de verres d'une autre couleur suffisamment pure : un de mes verres violets laissait filtrer tous les rayons sauf les violets.

Au spectroscope, je pus constater que le verre rouge ne laissait passer que des radiations rouges, tandis que le verre jaune (plutôt orangé) était traversé par des radiations rouges, jaunes et vertes, et le vert par des radiations rouges et bleues, le champ intermédiaire restant vert. Le verre bleu enfin laissait passer des rayons bleus et violets et de plus quelques radiations rouges et vert jaune, très faibles.

Si étonnant qu'ils paraissent, ces défauts des verres colorés n'en sont pas moins habituels. Cependant, les observations ne sont pas de ce fait entachées d'une cause d'erreur suffisante : je puis facilement le démontrer par l'action progressive de la gamme colorée.

En effet, le verre rouge, donnant des rayons rouges purs, l'effet n'est guère plus accentué qu'à l'ombre, l'action du verre jaune (1) (rayons rouges + vert jaune) est moindre encore ; le verre vert (c'est-à-dire les mêmes rayons + quelques verts très forts + quelques bleus et

---

(1) Ce verre laissait passer relativement peu de rayons jaunes (10 p. 100) ; toutefois, il faudra se rappeler que 10 pour 100 des rayons jaunes du soleil donnent une plus forte impression lumineuse que par exemple 19 pour 100 des rouges ou 26 pour 100 des violets.

très peu de violets) donne un résultat un peu meilleur. Enfin le verre bleu, c'est-à-dire les autres rayons faibles auxquels s'ajoutent un grand nombre de radiations bleues et surtout violettes, donne une excitation très forte, surtout attribuable aux violets.

Le laboratoire physiologique de l'Université a eu la bienveillance de déterminer le pourcentage d'absorption de lumière de ces verres dans les différents champs du spectre, à l'aide de l'appareil Vierordt-Krüss. Voici les résultats.

Verre rouge. — Traversé seulement par les rayons rouges.

A C passe 19 pour 100 de la lumière incidente.

Verre orangé. — Les rayons rouges, jaunes et verts passent, non les bleus et violets.

A B   passe 15 pour 100 de la lumière incidente.
» D_4 E —   10   —   —
» D_{77}E —   6   —   —

Verre vert. — Les rayons verts $+$ quelques bleus et violets passent; encore une très petite quantité de rayons rouges et jaunes.

A C   la lumière ne passe pas.
» D_{77}E passe 43 pour 100 de la lumière incidente.
» F_{15}G —   11   —   —
» G   —   5   —   —

Verre bleu. — Un ruban rouge étroit se voit à B, un

ruban assez large à $D_{40}E$; du reste, le spectre est noir jusqu'à $E_{38}F$, puis clair.

A B	passe	17 pour 100 de la lumière incidente.
» $D_{40}E$	— environ 5	—
» $F_{15}G$	— 22	—
» G	— 26	—

On peut constater un bel exemple d'excitation par la lumière sur les têtards tenus à l'ombre pendant quelques semaines. Chaque fois qu'en renouvellant leur eau on les exposait à la lumière du jour, ils nageaient avec une vivacité que je n'ai jamais observée chez d'autres têtards.

Enfin, voici encore une expérience qui, antérieure à mes observations sur les salamandres, vient les confirmer. J'avais élevé dès l'œuf, sous des lumières de couleurs différentes, un certain nombre de têtards qui reçurent cependant la lumière du jour tous les vingt-quatre heures quand on changeait l'eau de leur aquarium. Je remarquai bientôt que les têtards vivant sous la lumière rouge étaient très vivaces, tandis que ceux qui ne recevaient que de la lumière bleue étaient assez indolents. L'explication fort simple de ce phénomène ne me vint pas alors à l'esprit, mon attention n'étant pas tournée vers ces réflexions : les têtards habitués à la lumière bleue ne furent pas excités par la lumière solaire, tandis que ceux qui n'avaient reçu que des radiations rouges se trouvaient très excités, du fait même de leur peu d'habitude.

Certaines recherches de *Schenk* (1) confirment parfaitement les miennes, quoique l'auteur en tire des conclusions presque contraires. Il dit que les têtards élevés dès la période embryonnaire sous des verres rouges, sont bien plus vivaces que ceux élevés sous des verres bleus, et que si l'on intervertit les verres, un changement correspondant s'établit au bout de 5-6 jours ; cette différence s'égalise après un séjour de quelques jours dans la lumière ordinaire. *Schenk* conclut de là que la lumière rouge vivifie les animaux et que la bleue les étourdit ; or, M. Schenk dit en même temps qu'il a élevé ses têtards dans des vases de terre, opaques, à couvercles de verre coloré, qu'il *soulevait* quand il voulait observer la vivacité des animaux. Ainsi, non seulement ses observations confirment les miennes, mais elles y ajoutent encore un intérêt nouveau puisqu'elles constatent la relativité d'action des rayons chimiques et la rapidité avec laquelle peut changer la faculté d'y réagir.

Graber (2), en instituant sur des salamandres aveu-

---

(1) Schenk. Zur Lehre über den Einfluss der Farbe auf das Entwicklungsleben der Thiere. *Mittheilungen aus dem embryologischen Institute der Universität in Wien*, B. I, S. 265.

(2) Graber. Grundlinien zur Erforschung des Helligkeits und Farben

glées, sur des cancrelas et des lombrics entiers et décapités, de très nombreuses expériences se rapportant à l'action de la lumière blanche et colorée sur la peau, a démontré que ces animaux pouvaient distinguer par les téguments le rouge du bleu. Ils recherchaient la couleur rouge et évitaient la bleue, et cela indépendamment de la chaleur ; il émet l'avis que ces animaux possèdent une certaine irritabilité photodermique. *Dubois* (1) a fait des expériences avec le protée ; il a montré que ce batracien se plaît mieux sous la lumière rouge que dans la bleue violette ; cependant, ses recherches sur les autres couleurs pèchent par ce point que j'ai signalé plus haut ; il ne nous dit rien de la nature de ses verres qui semblent avoir été assez défectueux, à en juger d'après les résultats.

J'ai fait moi-même quelques expériences avec des vers de terre (lumbricus). Dans une boîte (2) oblongue, je plaçai, en les disséminant, une vingtaine de ces vers ; je composai un couvercle, avec une série de verres de différentes couleurs, enchâssés dans un cadre et ran-

---

sinnes der Thiere (cité dans HAMMER, Einfluss des Lichtes auf die Haut, 1891, p. 10).

(1) DUBOIS. Sur la perception des radiations lumineuses par la peau chez les protées aveugles des grottes de la carniole. *Comptes rendus*, t. 110,. p. 360.

(2) La boîte était longue de 20 centimètres environ, large et haute de 7 centimètres environ.

gés dans l'ordre du spectre : rouge, jaune, vert, bleu (1).

Au bout de quelques instants, tous les vers avaient rampé sous le verre rouge et je pus m'assurer, en retournant le couvercle de manière que la lumière bleue remplaçât la rouge, que quelque temps après les vers se trouvaient de nouveau sous le verre rouge. Cette expérience fut fréquemment répétée, toujours avec le même résultat, soit à la lumière diffuse du jour, soit au soleil ; quelquefois cependant quelques annélides restèrent sous le vert ; bien rarement un seul restait enroulé sous le bleu ; ces cas ne peuvent être considérés que comme accidentels.

Le temps nécessaire pour qu'ils sortissent tous de la lumière bleue était variable et dépendait surtout de la force de la lumière ; en règle, une demi-heure ou une heure suffisait. Sous le verre rouge, les vers se tenaient ordinairement tranquilles, amoncelés, mais quand, le couvercle étant retourné, ils se trouvèrent influencés par la lumière bleue, ils commencèrent, au bout d'une demi-minute à une minute, à se mouvoir et à ramper dans tous les sens ; ils s'agitaient encore pendant quelque temps avant de sortir tout à fait de la partie bleue.

---

(1) Pour ces recherches, comme pour les suivantes, j'ai employé la même qualité de verres colorés, étudiés plus haut.

Par l'expérience suivante, on se rendra compte encore bien davantage de l'extraordinaire influence de la lumière et sans doute surtout des rayons chimiques sur les lombrics.

J'avais un certain nombre de lombrics qui me servaient à nourrir mes salamandres. A la suite d'un accident, plusieurs moururent et le reste du lot fut très affaibli. Pour les utiliser autant que possible, je tentai de les revivifier de différentes manières, par exemple en les mouillant, sans obtenir de résultat appréciable. A la fin, je les exposai au soleil direct et 3 ou 4 commencèrent à réagir presque immédiatement et à progresser.

Comme le ver de terre, le perce-oreille (forficula) aime on le sait, à se tenir caché pendant le jour.

Pour savoir si cet animal offrait à la lumière une réaction aussi facile, j'en plaçai 20 ou 30 dans la boîte décrite. Le résultat fut identique, peut-être même encore plus frappant, les mouvements des forficules étant plus rapides. Quand on retournait le couvercle et quand la lumière bleue tombait sur les animaux, leurs évolutions étaient curieuses à observer. Leurs antennes commencèrent à vibrer, les animaux devinrent ensuite inquiets, courant de tous côtés, jusqu'au moment où ils demeurèrent enfin sous le verre rouge. Les expériences étant fréquemment répétées, les adultes semblèrent à la fin comprendre la situation, car, après quelques changements de lumière, ils ne se trompèrent plus de chemin, et se dirigèrent sans hésiter vers la lumière rouge.

C'est un fait d'observation vulgaire que les perce-oreille et les vers de terre aiment à se terrer dans les coins et les petits trous ; comme les coins de notre boîte étaient seulement éclairés par des rayons bleus et rouges, nous ne pouvons conclure de cette expérience que l'affinité des animaux pour ces couleurs.

Des cloportes (oniscus) et caraïbes (pterostichus), placés dans la même boîte, présentèrent à peu près les mêmes phénomènes.

Tous ces animaux, vers de terre, perce-oreille, cloportes et caraïbes, sont très sensibles à la lumière ; ils l'évitent, et se dérobent en conséquence, comme nous venons de le voir, à la forte excitation des rayons chimiques. Pour me rendre compte ensuite de la façon dont se comportaient les animaux se plaisant à la lumière je plaçai 11 papillons (Pieris) dans une boîte oblongue un peu plus grande, dont le couvercle était composé par moitié de verre rouge, et de verre bleu ; puis la boîte fut exposée à l'action directe du soleil. Aussitôt après leur emprisonnement, tous les papillons battaient vivement des ailes ; mais au bout de quelques instants ceux qui recevaient la lumière tamisée par le verre rouge se tenaient pour la plupart au repos, tandis que dans la partie bleue, ils s'agitaient sans cesse. Plus tard, quand le soleil cessa, les papillons influencés par la lumière bleue se calmèrent et une heure après ils s'étaient disposés de telle sorte que 10 papillons se tenaient dans la zone bleue et un seul dans la zone rouge ; j'intervertis les couleurs en retournant le couvercle : au bout d'une heure 8 papillons se trouvaient baignés de lumière bleue ; 3 étaient restés dans la lumière rouge. Les papillons nous manquèrent pour continuer les expériences qui semblent cependant indiquer la préférence de ces insectes pour les rayons chimiques, et l'influence motrice de ces radiations.

Mes expériences sur 20 ou 30 mouches à viande (Musca vomitoria), ne me donnèrent pas de résultats aussi positifs. Pour ces dernières recherches, le dispositif était modifié de la façon suivante : l'un des côtés de la boîte était constitué par 3 verres successivement rouge, orangé et bleu ; le côté opposé était en verre incolore. Cette boîte fut placée sur une fenêtre, le côté de couleur tourné vers la lumière ; les mouches furent observées pendant un mois environ. Tout le jour les animaux s'agitaient au hasard dans leur prison ; la différence de coloration ne semblait pas avoir la moindre influence sur les mouches (1) ; je crois que

---

(1) Peut-être ce dernier point n'est-il pas absolument exact ; j'ai vu depuis (*Dublin journal of medical Science*, décembre 1894) qu'à l'hôpital des varioleux de Dublin, on a observé l'absence de mouches dans les chambres éclairées à la lumière rouge. Il est difficile cependant de savoir si les mouches étaient réellement absentes ou si seulement elles se tenaient immobiles. Mes observations ne s'accordent que mal avec cette constatation ; on pourrait cependant croire que le phénomène peut se présenter différemment.

cela tenait au grand nombre et à la variation de leurs motifs de mouvement. Seulement, vers le soir, elles se rassemblaient derrière le verre rouge, pour dormir pendant la nuit : ce fait était absolument constant ; bien rarement, une seule resta sous le verre bleu, et quelques-unes sous l'orangé.

Pour attirer les mouches, je mis quelques morceaux de sucre derrière le verre bleu, mais sans succès : elles n'en continuaient pas moins à dormir dans la zone rouge, comme auparavant. Par l'interposition de quelques plaques opaques devant le verre bleu, je déterminai ensuite une obscurité relative à l'une des extrémités de la boîte, tandis que l'autre restait éclairée ; le lendemain soir, toutes les mouches sauf une seule dormaient dans la partie sombre, ce qui se reproduisit toutes les fois que le verre bleu avait été obscurci.

On peut déduire de là que les mouches pour dormir aiment à se tenir dans les endroits où l'excitation lumineuse est le plus faible. Quoique l'interprétation de ce fait soit, en somme, de peu d'importance, on peut penser cependant que leur choix est déterminé par l'instinct ; à proprement parler il n'est guère question d'un véritable choix : les animaux reposent simplement le mieux

---

suivant qu'on observe des mouches à viande ou des mouches ordinaires ; peut-être ma boîte, longue de 32 centimètres, haute et large de 4 centimètres, était-elle trop petite, ce qui doit diminuer dans des conditions notables l'influence des différentes qualités de lumière, surtout à l'égard d'animaux de nature vive.

là où ils sont le moins excités. Car, on observait qu'au crépuscule, les mouches, si affairées tout le jour, se calmaient et, l'une après l'autre, se reposaient dans la partie rouge ou noire : il semble donc que là, elles cédaient plus facilement au sommeil; c'est toute la raison de leur choix. Quoi qu'il en soit, quelque explication que l'on propose, cette observation ne vient que confirmer les résultats des expériences antérieures.

Il résulte évidemment de ces recherches, que l'action des rayons chimiques (bleu violet) sur ces animaux, comparée à celle des rayons caloriques (rouge) et lumineux (jaune vert) est très considérable. De plus, nous y trouvons la démonstration de l'influence extrème des rayons chimiques sur l'organisme; c'est là phénomène très complexe sans doute, dû sans doute à des combinaisons moléculaires du protoplasma dans les cellules; grossièrement nous en définirons mieux l'aspect en le montrant comme *une excitation du système nerveux*.

Cette action est, nous l'avons vu, *si prononcée que dans certains cas elle peut provoquer des mouvements réflexes très accentués* (chez les fœtus), *et produire,* dans d'autres cas, *des réactions très puissantes et très particulières* (chez des animaux photophobes et étiolés). A coup sûr, l'importance biologique de ces rayons ne peut qu'être considérable et l'on peut dire qu'ils sont véritablement des *promoteurs de vie ou d'énergie.*

On a vu que dans quelques-unes de mes expériences, je me suis servi d'animaux réagissant facilement à la lumière ; dans d'autres cas, au contraire, j'essayai l'effet d'une lumière intense, ou ce qui revient à peu près au même, de la lumière ordinaire du jour, sur des animaux étiolés tout à fait ou partiellement. Les réactions n'en ont été souvent que plus marquées.

Mais, dans les circonstances naturelles ordinaires, on aperçoit difficilement l'influence des rayons chimiques, *leur action ne frappant pas directement l'observateur ; cependant il nous faut bien supposer* — surtout si nous rapprochons de ces recherches ce que nous savons par ailleurs des effets de la lumière — *que cette action est quotidienne et constante, et qu'elle doit être ainsi d'une grande importance biologique.*

Par ce qui précède, j'ai voulu attirer l'attention sur la *force chimique* de la lumière. Cette force, théoriquement parallèle aux deux autres formes de l'énergie solaire : *la chaleur* et *la lumière,* constitue sans doute un moyen d'action trop négligé jusqu'ici en médecine. Nous savons que les rayons chimiques apportent au corps qui les absorbe, une certaine énergie, transformée de différentes manières, et nous venons de voir que la transformation grossière la plus spéciale à cette énergie au point de vue biologique, semble être une excitation du système nerveux (1) qui influe sans doute secondairement sur les fonctions vitales.

---

(1) Bien entendu, je ne veux pas dire par là que les rayons chimiques ne possèdent pas d'autres fonctions biologiques importantes.

Bien que mes expériences ne se rapportent qu'à des animaux inférieurs, il y a cependant de grandes présomptions pour qu'une influence identique ou semblable de la force chimique s'exerce sur les animaux supérieurs et sur l'homme. Ce sont des questions auxquelles je me propose de revenir plus tard (1).

Il y a donc tout lieu de profiter de cette force de la nature, et en médecine, et en hygiène. Mais avant de penser à l'utiliser, il faudra en étudier d'abord soigneusement les effets. Le traitement de la variole par l'exclusion des rayons chimiques permet de croire qu'on s'est déjà engagé dans cette voie féconde.

Il peut sembler bizarre qu'on ait commencé par l'effet *nuisible,* puisqu'on est en droit d'attendre un bénéfice bien plus grand de l'action *favorable* de cette force. Cela vient de ce que le traitement par *exclusion* a été le résultat d'une théorie, dont la justesse est maintenant démontrée, tandis que les preuves empiriques du *traitement par exposition aux rayons chimiques* manquent encore. Toutefois, je crois hors de doute que l'avenir utilisera ce nouvel agent thérapeutique (2), et l'expé-

---

(1) Dans ce petit mémoire, mon intention n'a pas été de parler d'autres formes de la force lumineuse que de l'excitante ; j'ai cherché à en donner quelque idée, à l'aide d'un nombre limité d'observations ; ce travail n'est donc qu'un fragment.

(2) Alors que ceci fut écrit, je n'avais pas encore inventé le traitement des maladies cutanées bactérielles par les rayons chimiques concentrés (Voir le chapitre suivant).

rience probante une fois faite, il sera facile d'en réaliser pratiquement l'exécution sous la forme, par exemple, de bains de lumière (1) — éventuellement qu'elle soit bleue ou violette, que sa force ou sa durée soient variables qu'elle soit naturelle ou artificielle.

Après cette petite digression médicale, je ferai ressortir ce qui me semble surtout établi par ces expériences.

Nous connaissons tous l'effet très spécial de la

---

(1) Les bains de lumière ne sont d'ailleurs en aucune façon absolument nouveaux ni inconnus. L'antiquité en avait déjà (bains solaires) ; plus tard, en différents lieux et à différentes époques, on s'en est servi avec avantage· Récemment, j'ai vu qu'à Chicago on avait commencé à employer des « bains de lumière électrique » ; les bains de lumière bleue eux-mêmes ne sont pas inconnus. Un Américain, le général PLEASONTON, utilisa, de diverses façons, en 1861, la lumière bleue, pour cultiver des ceps de vigne et d'autres plantes, pour les bêtes d'élevage, et aussi comme bains pour les malades (chromothérapie) ; sa lumière, cependant, n'était pas parfaitement bleue ; pour chaque carreau bleu, il y avait trois clairs. PLEASANTON a publié un livre sur sa méthode : The influence of the Blue Ray of the Sunlight, and of the Blue Colour of the Sky, in developing animal and vegetable life, in arresting disease, and in restoring health in acute and chronic disorders to human and domestic animals. Philadelphia, 1877.

L'attention de cet auteur sur cette question avait été attirée par cette considération que puisque le ciel est bleu, cette couleur doit être d'une grande importance pour les plantes et les animaux ; il a, du reste, entrevu les remarquables qualités chimiques des rayons bleus. Il a donc approché la vérité ; mais ses expériences défectueuses et surtout sa tendance à vouloir considérer la lumière bleue comme une panacée universelle — le titre même du livre l'indique — n'ont point contribué à mettre en valeur un agent biologique dont la valeur est indiscutable. Le livre du général, imprimé sur du papier bleu, et relié en bleu. laisse penser, si heureusement disposé qu'on soit, que le contenu ne doit pas manquer d'être assez « teinté ».

lumière solaire directe sur tous les organismes. Les transitions subites du ciel couvert au ciel clair nous le laissent sentir beaucoup mieux que le soleil continu. Le ciel a-t-il été couvert pendant une partie d'un jour d'été, et le soleil perce-t-il alors tout à coup, c'est comme un changement dans la nature qui semble être vivifiée ; les insectes volent et bourdonnent gaîment ; les reptiles s'ébattent au clair soleil, les oiseaux gazouillent, et nous subissons nous-mêmes cette impression de bien-être et de plénitude de vie.

Cet effet un peu indéfinissable ne laisse pourtant pas d'être très marqué ; on pourra peut-être dire qu'il est « un excitateur de vie », en ce sens qu'il excite l'activité vivante, qu'il provoque le mouvement. On a attribué jusqu'ici cette qualité — je crois pouvoir le dire — surtout à l'action « psychique » de la lumière et à celle de la chaleur : il me semble toutefois que mes expériences positives et contradictoires, ont demontré suffisamment que nous devons rapporter pour la plus grande part aux rayons chimiques, l'effet revivifiant de la lumière sur les animaux inférieurs.

APPENDICE

Les recherches ci-dessus, faites au printemps et pendant l'été de 1894, publiées en février 1895, ne sont qu'un fragment d'une série d'observations, que des travaux accessoires m'obligèrent à interrompre, sans que j'aie pu, depuis, les reprendre.

Au printemps de 1895, j'ai eu l'occasion d'observer sur des fœtus de grenouille de très forts effets secondaires de la lumière. Cette observation ne change d'ailleurs en rien les principaux résultats de mes recherches antérieures, elle ne constitue qu'un supplément nécescessaire aux expériences rapportées. En outre ces observations semblent indiquer que l'action excitante essentielle est spécialement due aux rayons ultra-violets.

L'expérience suivante attira mon attention sur cet effet secondaire de la lumière que, du reste, nous connaissons aussi dans d'autres effets des rayons chimiques sur l'organisme vivant (1).

---

(1) Du reste, un effet secondaire semblable est aussi connu dans beaucoup de composés anorganiques. Cf. l'observation de BUNSEN et ROSCOE concernant l'action de la lumière sur le chlore et l'hydrogène.

Dans une petite assiette plate de porcelaine blanche,
remplie d'eau, je plaçais trois fœtus de grenouille commune. Ces fœtus venaient de naître; sous mes yeux,
ils s'étaient détachés, quelques moments auparavant, de
la glaire de l'œuf. L'observation fut faite à Copenhague
au commencement de mai, à midi, au soleil clair.
L'arrangement était semblable à celui que j'ai indiqué
lors de mes études sur les fœtus de salamandre ; mais,
pour obtenir des résultats uniformes, la durée de
l'exposition aux différents rayons colorés fut la même :
3 minutes. Les mouvements des fœtus de grenouille à
cet âge sont identiques à ceux observés quand ils
sont encore dans l'œuf, de sorte qu'on peut les compter
de la même manière.

Le tableau ci-dessous indique les résultats de ces
expériences qui furent faites sans interruption et dans
l'ordre indiqué.

NOMBRE DE FŒTUS	LUMIÈRE	DURÉE DE L'EXPÉRIENCE EN MINUTES	NOMBRE DES MOUVEMENTS
3	Ombre	3	20
3	Rouge	3	19
3	Ombre	3	13
3	Jaune	3	38
3	Ombre	3	13
3	Vert	3	3
3	Bleu	3	57
3	Ombre	3	28
3	Verre clair	3	60
3	Ombre	3	28
3	Sans verre	3	59
3	Ombre	3	51

Les fœtus furent ensuite mis à l'ombre et 5 heures plus tard, je comptai de nouveau leurs mouvements à deux reprises pendant 3 minutes ; pendant les premières 3 minutes, j'observai une seule propulsion ; pendant les 3 minutes suivantes j'en pus compter jusqu'à 3 (1).

Ce tableau, comme on le voit, finit par un nombre très considérable de mouvements à l'ombre immédiatement après une exposition au soleil direct (sans verre). Je ferai observer cependant qu'il y a lieu de considérer comme légèrement différente la lumière du soleil directe et tamisée par le verre clair : la première contient beaucoup plus de rayons ultra-violets que l'autre, le verre les absorbant en grande partie. En outre, ce tableau nous indique un accroissement des mouvements à l'ombre au fur et à mesure de la répétition des expériences. Je ne pus m'empêcher de soupçonner une cause d'erreur dans la production de ces nombreux mouvements à l'ombre et j'instituai aussitôt des expériences de contrôle.

Je pris encore 3 fœtus de grenouille comme ceux que je venais d'utiliser, et les plaçai de la même manière dans une écuelle semblable. Je commençai alors à compter les mouvements à l'ombre pendant 5 minutes, puis, je les exposai à la lumière directe du soleil pendant

---

(1) Les verres de ces expériences étaient ceux des expériences antérieures, si j'ai bonne mémoire. Du reste, l'intérêt de ce tableau ne dépend pas des couleurs.

5 minutes; je les plaçai ensuite à l'ombre, en notant
toujours le nombre des mouvements pendant 5 minutes
consécutives. Voici les résultats obtenus :

NOMBRE DE FŒTUS	LUMIÈRE	DURÉE DE L'EXPÉRIENCE EN MINUTES	NOMBRE DES MOUVEMENTS
3	Ombre	5	1
3	Lumière du soleil directe	5	45
3	Ombre	5	107
3	Ombre	5	112
3	Ombre	5	75
3	Ombre	5	30
3	Ombre	5	32
3	Ombre	5	29
3	Ombre	5	26
3	Ombre	5	22
3	Ombre	5	28

35 minutes après je comptai de nouveau les mouvements à deux reprises, pendant 5 minutes ; durant les
5 premières minutes un seul mouvement se produisit,
pendant les 5 suivantes un fœtus isolé présenta 10 mouvements spasmodiques, très faibles, se suivant sans
interruption ; 6 heures plus tard, je comptai encore les
mouvements de ces mêmes animaux à deux reprises
pendant 5 minutes ; durant les premières 5 minutes,
2 mouvements se produisirent, et pendant les 5 suivantes 16.

Ce tableau n'a pas besoin de commentaire, il montre
d'une manière éclatante que l'effet intégral de l'excitation par les rayons chimiques ne se montre qu'au bout
d'un certain temps, et qu'il peut même avoir son maxi-

mum après la cessation de la cause d'excitation. D'ailleurs, de nouvelles recherches s'imposent dans cette voie ; j'ajouterai seulement que pendant les 5 minutes d'exposition à la lumière je fus frappé de l'augmentation progressive du nombre des mouvements qui étaient toujours plus considérables à la fin des 5 minutes. Ce tableau montre encore mieux que les autres, à quel point peut être accentuée l'excitation produite par les rayons chimiques.

TRAITEMENT DU LUPUS VULGAIRE

PAR LES RAYONS CHIMIQUES CONCENTRÉS

(1897)

Il est bien établi actuellement, grâce aux travaux
de Downes et Blunt, de Duclaux, Arloing, Roux, Geiss-
ler, Buchner, etc., que la lumière jouit d'un pouvoir
bactéricide énergique. Tout plaide donc, au moins
théoriquement, en faveur de l'emploi de la lumière dans
le traitement des affections cutanées superficielles
causées par l'infection bactérienne, et cependant ce
procédé thérapeutique est resté pour ainsi dire inutilisé
jusqu'à ce jour.

Les quelques faits relatifs à ce mode d'application
de la lumière que j'ai pu trouver dans la littérature médicale se rapportent tous au lupus. Ainsi, d'après Tillmann (1), Thayer a soumis des lupiques à l'action de
la lumière solaire, concentrée au moyen d'une lentille
biconvexe, dans le but d'utiliser surtout les effets calo-

---

(1) TILLMANN. Lehrbuch der allgemeinen und speciellen Chirurgie.
1895, 4ᵉ éd. Allg. Theil, p. 443.

riques de ces radiations. Dans un ouvrage récent, Otterbein (1) fait mention d'un cas de lupus qui fut traité par un empirique au moyen du « verre ardent ». Plus tard, un certain Maximilian Mehl s'est servi du même procédé. Enfin, Ziegelroth (2) signale que M. le Dr Lahmann a traité deux cas de lupus par la lumière électrique combinée avec l'usage de la douche filiforme alternativement chaude et froide. Lahmann employait une lampe à arc voltaïque de 12 ampères, installée au foyer d'un miroir parabolique. La durée des séances était d'abord de dix minutes, puis d'une demi-heure par jour. Comme dans ce cas il s'agissait de rayons non convergents, mais rendus parallèles par le miroir parabolique, l'action de la lumière était évidemment trop faible pour exercer un effet bactéricide pendant les courtes séances auxquelles le malade était soumis. En effet, si ces rayons lumineux pouvaient guérir le lupus, jamais on ne verrait cette affection survenir à la face, le visage étant une partie du corps fréquemment et plus ou moins longuement exposée aux rayons solaires, qui sont plus intenses que la lumière employée par M. Lahmann.

Ces faits isolés de l'emploi de la lumière pour le traitement du lupus sont donc de peu de valeur et ne

---

(1) Otterbein. Die Heilkraft des Sonnenlichtes. Trèves, 1896, p. 101.
(2) Ziegelroth. Die elektrische Belichtung bei Lupus. *Blätt. f. klin. Hydrotherapie*, juin 1895, p. 138.

peuvent guère fournir une base à des recherches ultérieures. J'ai cru devoir, en conséquence, reprendre de
fond en comble l'étude de cette importante question.

I

Comme la lumière n'exerce ses effets bactéricides
que très lentement, il est nécessaire, pour l'utiliser
dans un but thérapeutique, de la concentrer au moyen
de miroirs ou de lentilles en excluant en même temps
les radiations calorifiques du spectre, les ultra-rouges,
les rouges, les orangées et les jaunes, parce que, con-
centrées, elles provoquent une combustion des tissus.
Du reste, cette exclusion ne nuit que très peu à l'action
bactéricide de la lumière, car, en examinant de plus près
la question, on trouve que la plupart des observateurs
ont constaté que les qualités bactéricides sont dues aux
rayons les plus réfrangibles, fait que mes propres expériences ont confirmé. J'ai obtenu cette exclusion en
faisant passer les rayons lumineux à travers une couche
d'eau colorée par le bleu de méthylène ou le sulfate de
cuivre ammoniacal. On obtient ainsi une lumière bleue
ou bleue violette qui est microbicide par excellence.

Le soleil constitue assurément le meilleur foyer lumineux, mais comme on ne l'a pas toujours à sa disposition, on est obligé d'avoir aussi recours à la lumière
artificielle, surtout à la lumière électrique. A cet effet,

je me sers uniquement de l'arc voltaïque, car la lumière émanant de lampes à incandescence contient trop peu de rayons chimiques.

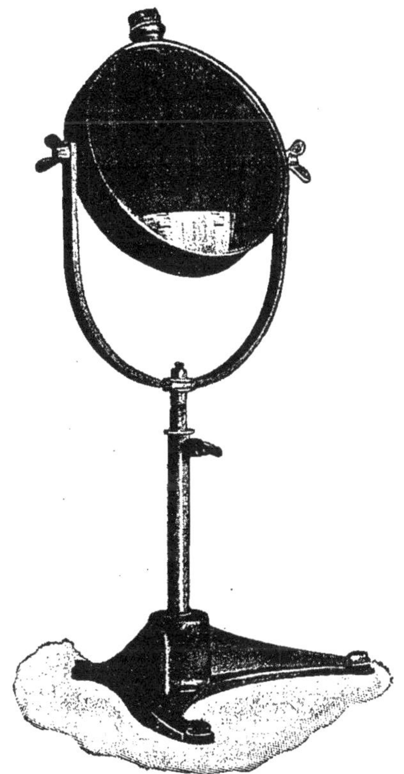

Fig. 4.

L'appareil que j'emploie pour concentrer la lumière solaire consiste en une lentille plan-convexe creuse, de 20 à 4o centimètres de diamètre, remplie d'une solution ammoniacale de sulfate de cuivre et montée sur un support métallique en forme de fourche, permettant d'imprimer au verre des mouvements autour d'un axe vertical et d'un axe horizontal, et de l'élever ou de l'abaisser à volonté (fig. 4).

Les rayons lumineux électriques étant divergents, au lieu d'être parallèles comme les radiations solaires, on comprend que l'appareil destiné à concentrer la lumière voltaïque nécessite une construction toute différente de celle que je viens de décrire.

Ainsi que le montre le schéma ci-après (fig. 5), cet appareil se compose de deux cylindre s'emboîtant comme les pièces d'un télescope et contenant chacun deux lentilles plan-convexes (1). Les verres n°s 1 et 2, tournés vers le foyer lumineux, sont destinés à rendre parallèles les rayons divergents de l'arc voltaïque. Entre les lentilles n°s 3 et 4, qui ont pour fonction de faire converger les rayons rendus parallèles par les lentilles n°s 1 et 2, se trouve une couche d'eau distillée (10 litres). Au bout de l'appareil est appliqué un cylindre très aplati, formé à ses deux extrémités par des verres plans et rempli d'une solution ammoniacale

---

(1) Les dimensions des diverses lentilles de l'appareil sont les suivantes :
Lentille n° 1 : diamètre 25 centimètres, distance focale 60 centimètres ; lentille n° 2 : même diamètre, distance focale 50 centimètres ; lentille n° 3 : même diamètre, distance focale 70 centimètres ; lentille n° 4 : diamètre 18 centimètres, distance focale 70 centimètres.

de sulfate de cuivre (filtre de lumière). L'eau et la solution ammoniacale de sulfate de cuivre sont contenues,
pour des raisons pratiques, dans des réservoirs différents, l'eau distillée n'ayant besoin d'être changée que
très rarement, tandis que la solution de sulfate se trouble
vite et doit être fréquemment renouvelée. De plus,
chaque appareil est muni de plusieurs filtre-lumière de
force différente, le degré de température supporté par

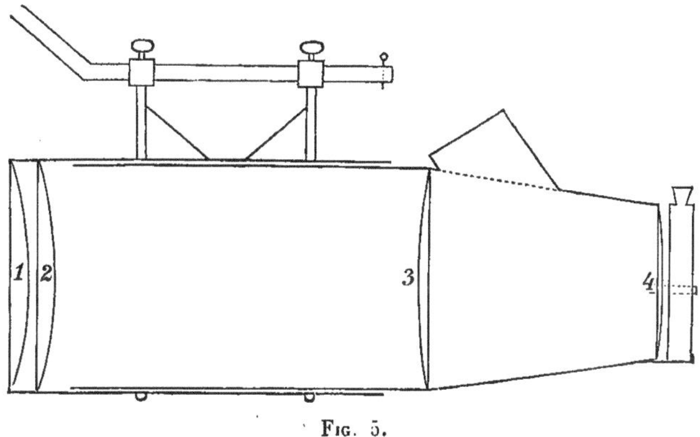

FIG. 5.

chaque malade étant très variable. La distance entre ces
deux systèmes de lentilles étant indifférente au point
de vue de la fonction optique, les deux pièces de l'appareil peuvent être à volonté rapprochées ou éloignées
l'une de l'autre, ce qui est fort commode en pratique.
L'intensité de la lumière voltaïque employée varie de
35 à 50 ampères.

II

Avant de faire construire et de perfectionner ces
appareils, je m'étais assuré par une série d'expériences
que l'action bactéricide de la lumière augmente réellement à mesure qu'on en concentre les rayons. A cet
effet, j'ai eu recours à un procédé de culture sur plaque
employé par Buchner (1) dans ses recherches relatives
à l'action de la lumière sur les bactéries. Je me suis
servi de flacons plats et rectangulaires dont j'enduisais
intérieurement les parois de gélatine-peptone ou de
gélose-peptone que j'ensemençais avec des cultures
pures en bouillon de *bacillus prodigiosus,* parfois aussi
de bacille d'Eberth ou de bactéridie charbonneuse. Sur
chaque flacon je collais extérieurement une feuille de
papier, blanche d'un côté et noire de l'autre, la surface blanche étant tournée vers la lumière afin d'éviter
l'absorption des rayons caloriques et la surface noire
appliquée sur le verre, dans le but d'empêcher la lumière d'influer sur la culture. En outre, je pratiquais
dans ce papier des ouvertures rondes à travers lesquelles je traçais sur le verre du flacon des chiffres à

____

(1) BUCHNER. Ueber den Einfluss des Lichtes auf Bakterien und über die
Selbstreinigung der Flüsse. *Arch. f. Hyg.*, XVIII, p. 179.

l'encre de Chine indiquant en minutes le temps pendant lequel ces parties devaient subir l'action de la lumière.

Deux flacons identiques ainsi préparés étaient simultanément exposés, au bout d'une à deux heures après l'ensemencement, l'un à la lumière solaire directe, l'autre à la lumière solaire concentrée, puis on les tenait dans l'obscurité pendant un à deux jours, et au bout de ce temps un simple coup d'œil permettait de se rendre compte du résultat de l'expérience. En effet, lorsque la lumière avait tué tous les bacilles dans l'espace de temps indiqué par l'un des chiffres inscrits, ce dernier se trouvait nettement dessiné sur le milieu de culture par les colonies qui s'étaient développées à l'abri des parties colorées en noir. De cette façon les bactéries indiquaient elles-mêmes le temps d'exposition nécessaire pour les faire périr.

De nombreuses recherches de ce genre m'ont démontré que la lumière solaire concentrée au moyen de mes appareils tue les microbes avec une rapidité quinze fois plus grande que la lumière directe et que les effets des rayons voltaïques concentrés et diffus sont encore bien plus intenses.

III

On sait que les tissus vivants sont perméables à la lumière. La peau, les muscles, les tendons, les nerfs, les cartillages et même les os — ainsi que le prouve l'éclairage des cavités osseuse par transparence — se laissent pénétrer par les rayons lumineux. Comme la présence de l'oxygène est nécesssaire pour que la lumière puisse exercer son action bactéricide et comme, d'autre part, le sang est la partie constituante des tissus qui contient la plus grande quantité de ce gaz, je crus d'abord qu'il serait avantageux de produire une hyperémie artificielle au niveau des régions exposées à l'action thérapeutique de la lumière, mais l'expérience ne tarda pas à me montrer que cette supposition était erronée.

En effet, si l'on place sur le pavillon de l'oreille d'un sujet en expérience un fragment de papier photographique albuminé (*papier aristo*) et si l'on fait tomber le cône de lumière bleue violette de l'appareil solaire sur l'autre face de l'oreille, on constate au bout de cinq minutes l'absence de toute réaction sur le papier sensible. Mais lorsque au moyen de deux plaques de verre on comprime le pavillon de l'oreille jusqu'à ce qu'il devienne exsangue, on s'aperçoit qu'au bout de *vingt secondes* le papier photographique est devenu noir. Il s'ensuit que le sang empêche d'une façon manifeste la pénétration des rayons chimiques à travers les tissus de l'organisme.

Dans mes essai thérapeutiques, j'ai donc cherché à chasser autant que possible le sang des régions destinées à subir l'action de la lumière. Dans ce but, j'ai fait

construire divers appareils compresseurs, essentiellement composés d'une plaque de verre légèrement
bombée et enchâssée dans un anneau métallique muni
de deux à quatre prolongements. A l'aide de rubans

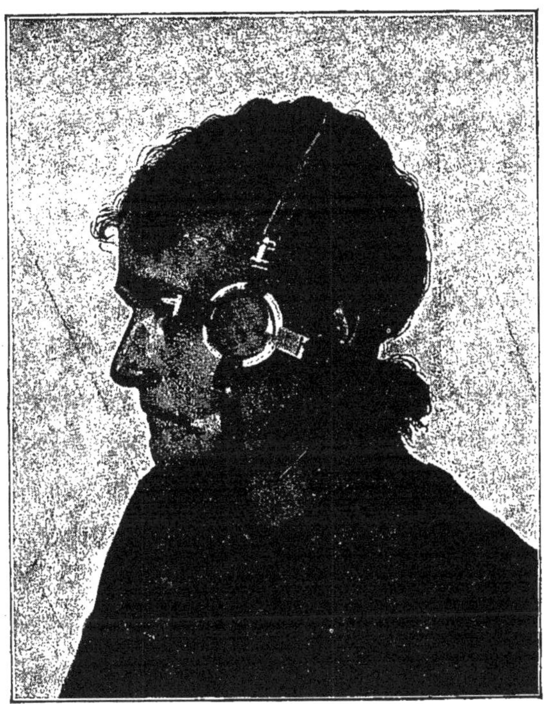

Fig 6.

élastiques attachés à ces prolongements et passés autour
de la tête, l'appareil peut être fixé de manière à exercer
en un point donné une pression uniforme et continue
(fig. 6). Ces verres sont de formes et de dimensions

variées, plutôt plats pour le front, plus bombés pour les joues.

IV

J'ai employé la méthode de traitement par les rayons chimiques concentrés dans différentes dermatoses infectieuses, mais surtout contre le *lupus vulgaire*, affection qui présente des conditions particulièrement favorables pour la mise en œuvre de ce procédé thérapeutique. On sait, en effet, que le lupus vulgaire est causé par le bacille de la tuberculose, que c'est une maladie locale et généralement assez superficielle. D'autre part, il est bien établi que la lumière est susceptible de tuer le bacille de la tuberculose.

Voici quelle est ma façon de procéder :

Pendant un laps de temps variant de quelques jours à plusieurs semaines, une même région mesurant de 1 à 3 centimètres carrés est exposée quotidiennement durant au moins deux heures à l'action des rayons lumineux. Puis on traite de la même façon un autre segment cutané de même étendue, et l'on continue ainsi jusqu'à ce que toute la partie atteinte ait subi l'action des rayons chimiques concentrés. Si à ce moment l'on constate encore l'existence de quelques points suspects, on recommence à traiter. En outre, les malades sont examinés à des intervalles de un à plusieurs mois et soumis derechef au traitement dès qu'on découvre quelques nouveaux foyers lupiques.

Chaque sujet est soigné par une garde-malade chargée de régler l'appareil, de façon que les rayons lumineux tombent toujours sur la même région et perpendiculairement au verre compresseur que porte le patient.

L'action des rayons chimiques fortement concentrés provoque toujours une rubéfaction (érythème) que j'ai déjà eu l'occasion de signaler (1) et qui est plus ou moins accusée suivant l'intensité de la lumière et la susceptibilité individuelle. Parfois aussi on observe un suintement séreux ou la formation de vésicules remplies de liquide, avec desquamation consécutive.

Lorsqu'un placard lupique a subi pendant un temps suffisamment long l'action des rayons chimiques concentrés, ces bords, autrefois surélevés, s'aplanissent, la rougeur diminue progressivement, la peau reprend sa coloration normale et les ulcérations, quand il en existe, se cicatrisent. Les cicatrices ont un excellent aspect.

Le lupus ainsi guéri peut-il récidiver? Il m'est impossible pour le moment de me prononcer sur cette question d'une façon définitive, attendu que je n'ai expérimenté la méthode que je viens de décrire que de-

-----

(1) Voir le premier chapitre.

puis deux années seulement. Cependant, tout porte à
croire que, sous le rapport des récidives, cette méthode
est également appelée à donner des résultats qui jusqu'ici n'ont encore été réalisés par aucun autre traitement, et cela pour plusieurs raisons.

D'abord, on ne voit jamais les éruptions lupiques
augmenter d'étendue à partir du moment où le traitement photothérapique est institué, pourvu qu'on ait soin
de commencer par les bords du placard et de diriger la
lumière de façon à agir simultanément sur la peau saine
en apparence qui entoure immédiatement l'éruption. En
second lieu, les effets de la lumière sur le lupus conti-
nuent à se produire même après la cessation du traitement: c'est ainsi qu'on voit parfois des taches suspectes
s'effacer d'elles-mêmes au bout de quelques mois ; ce
fait tient à ce que les bacilles de la tuberculose sont tués
par la lumière bien avant que se soit effectuée la transformation du tissu malade d'aspect rouge brun en tissu
sain de coloration blanche, transformation qui ne se
produit que plus tard et à la longue.

Le fait contraire s'est aussi présenté parfois: des
sujets que l'on croyait guéris sont revenus au bout d'un
certain temps avec quelques macules lupiques en voie
de développement. Or, il s'agissait dans ces cas non
pas de récidives, mais de foyers morbides ayant passé
inaperçus lors du traitement et qui ne tardaient pas à
rétrocéder sous l'influence d'une nouvelle exposition à
la lumière.

Quant aux véritables récidives, je n'en ai encore jamais observé. Mais en admettant même qu'elles existent, elles ne se présenteront assurément que sous la forme de taches susceptibles de disparaître avec rapidité en les soumettant à l'action des rayons chimiques.

J'ajouterai que dans le courant des six derniers mois j'ai traité quelques cas de lupus par un procédé perfectionné dont l'effet thérapeutique est particulièrement rapide et qui consiste à se servir d'une lumière voltaïque de 80 ampères et de lentilles en cristal de roche. Cette substance laisse passer les rayons ultra-violets, qui sont absorbés en grande partie par le verre ordinaire, et l'action bactéricide de ces radiations est beaucoup plus puissante que celles des rayons chimiques visibles : à l'aide de ce procédé, j'ai réussi à tuer le *bacillus prodigiosus* en une minute, et j'ai observé des cas où des lésions lupiques ayant le volume d'un pois se sont définitivement effacées après avoir subi pendant quinze à vingt minutes seulement l'action de ces rayons ultra-violets. Malheureusement les lentilles en cristal de roche sont d'un prix élevé et on ne peut guère s'en procurer que de petites dimensions.

Le plus grand défaut du procédé a consisté jusqu'ici dans sa lenteur : il est des cas où l'on n'a pu observer d'amélioration réelle qu'au bout de trois à quatre mois. Heureusement, cet inconvénient a déjà en partie disparu grâce à l'emploi d'une lumière très forte et de lentilles de cristal de roche ; en outre, cette méthode est évidemment susceptible de nouvelles améliorations.

Les figures ci-dessous, qui représentent des malades avant et après le traitement photothérapique, pourront, je l'espère, donner une idée suffisante des bons effets de la lumière sur le lupus (fig. 4, 5, 6 et 7).

Je dispose actuellement de 59 observations relatives à des lupiques traités et suivis assez longuement pour permettre de juger des résultats obtenus. Il s'agit de cas très divers au point de vue de la forme de l'affection, de son étendue et de sa durée, qui variait entre deux et quarante ans.

Tous ces malades, à l'exception d'un seul, ont été très améliorés ; 23 sont guéris, au moins en apparence, et 30 se trouvent encore en traitement. Quelques-uns de ces derniers sont presque rétablis et la guérison des autres ne paraît plus être qu'une question de temps. Enfin 6 malades ont été obligés de cesser le traitement pour des raisons d'ordre extra-médical.

Ce sont là, on le voit, des résultats fort encourageants et qui ne peuvent qu'engager à persévérer dans l'application de la méthode que je viens de décrire au traitement d'une affection aussi commune et aussi rebelle que le lupus.

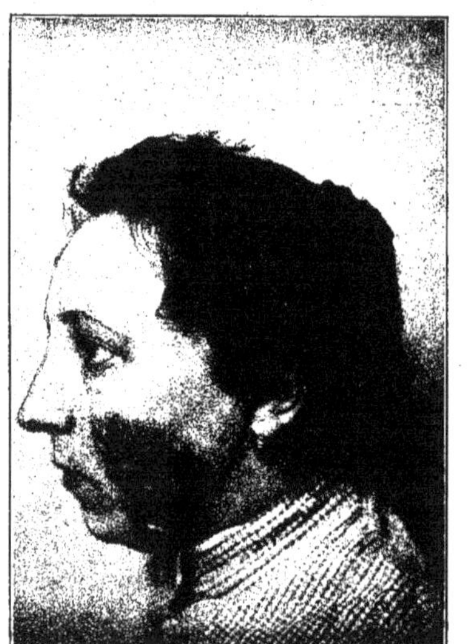

Fig. 7. — Avant le traitement

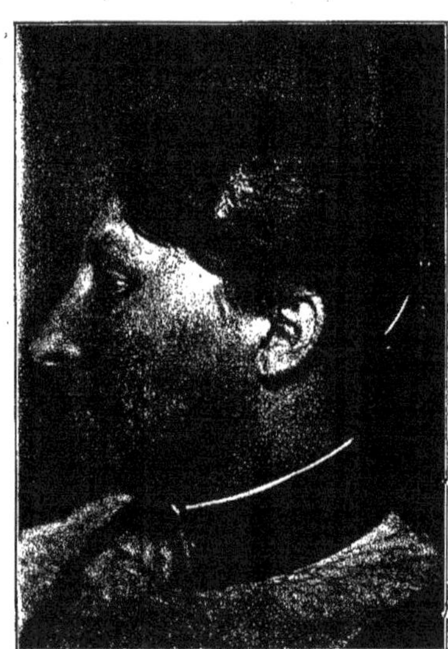

Fig. 8. — Après le traitement.

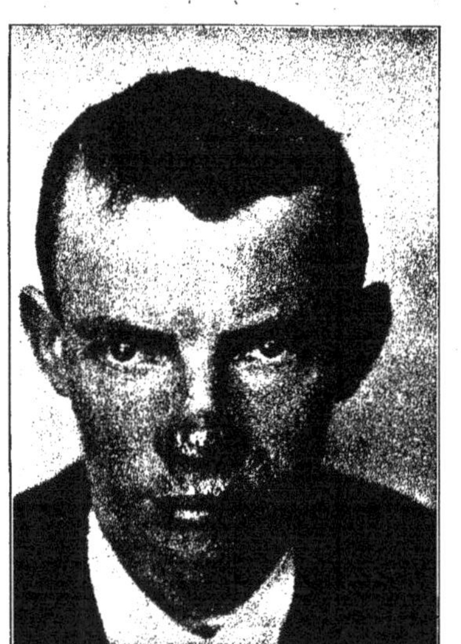

Fig. 9. — Avant le traitement.

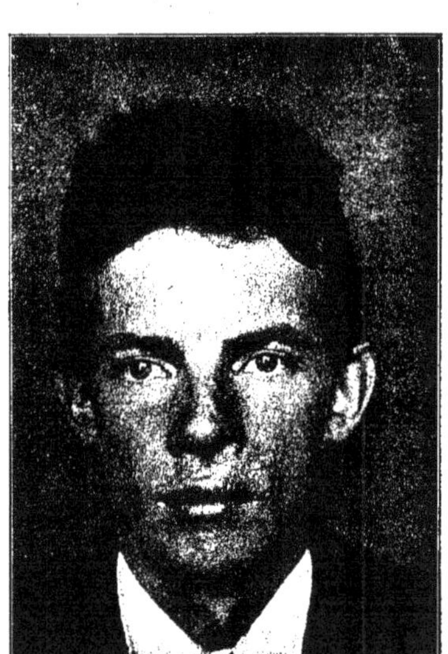

Fig. 10. — Après le traitement.

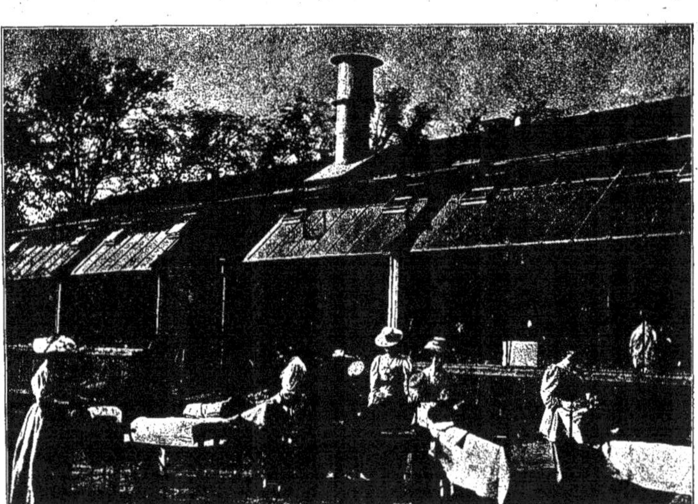

Fig. 11. — Traitement par la lumière solaire concentrée.

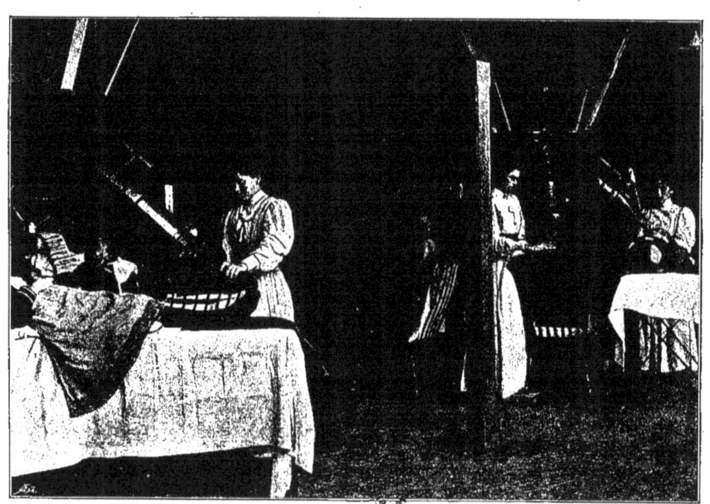

Fig. 12. — Traitement par la lumière électrique concentrée.

APPENDICE

Un an s'est écoulé, à présent, depuis que j'ai écrit l'article précédent ; mes nouvelles recherches en ont confirmé le contenu sur tous les points. La méthode a été utilisée pour environ 200 malades (lupus vulgaire). Pour rendre l'expérience aussi pure que possible, les premiers 130 d'entre eux ont été traités exclusivement par les rayons chimiques concentrés. Plus tard, le traitement fut combiné avec d'autres, surtout avec le traitement à onguent de pyrogallol, spécialement dans les cas à couleur brunâtre, très pigmentés, ceux-ci s'étant montrés, par l'expérience, le plus résistants au traitement photothérapique. On commença avec l'onguent, ensuite la photothérapie fut instituée.

Pour le lupus érythémateux, les résultats ont été quelque peu instables, mais pour le lupus vulgaire, si constants que les cas réfractaires font douter de la justesse du diagnostic : Lupus vulgaris. Quant aux récidives, les résultats ont été extrêmement favorables ; toutefois, le temps écoulé ne suffit pas pour que je puisse ajouter rien, — ou plus, à ce que je viens de dire.

TABLE

CHARTRES. — IMPRIMERIE DURAND, RUE FULBERT.